YUZHU HUANGTONG HUOXING YANJIU
YU CHANPIN KAIFA

玉竹黄酮活性研究与产品开发

夏光辉 著

中国纺织出版社有限公司

图书在版编目（CIP）数据

玉竹黄酮活性研究与产品开发 / 夏光辉著. -- 北京：中国纺织出版社有限公司，2025.3. -- ISBN 978-7-5229-2561-5

Ⅰ. R567.23；TQ461

中国国家版本馆 CIP 数据核字第 202572ZG08 号

责任编辑：金 鑫 闫 婷　　责任校对：王花妮
责任印制：王艳丽

中国纺织出版社有限公司出版发行
地址：北京市朝阳区百子湾东里 A407 号楼　邮政编码：100124
销售电话：010—67004422　传真：010—87155801
http://www.c-textilep.com
中国纺织出版社天猫旗舰店
官方微博 http://weibo.com/2119887771
北京虎彩文化传播有限公司印刷　各地新华书店经销
2025 年 3 月第 1 版第 1 次印刷
开本：710×1000　1/16　印张：11
字数：200 千字　定价：98.00 元

凡购本书，如有缺页、倒页、脱页，由本社图书营销中心调换

前　言

　　玉竹是百合科黄精属多年生草本植物，在我国山区广泛分布，其地下根茎常入药，是国家卫计委公布的传统药食两用作物。玉竹含有多糖、黄酮、甾体皂苷、生物碱、甾醇等多种化学成分，具有养阴润燥、生津止渴的功效，长期食用可以增强体魄、改善肤质。近年来，随着居民健康意识的增强和老龄化社会的到来，保健食品市场的需求不断攀升，玉竹因其药食两用的特点在保健食品研发中备受关注，相关研究和功能性食品研发逐年增多，目前已成为特色食品研究领域的一大热点。通化师范学院长白山食用植物资源开发工程中心近年来一直在从事玉竹功能成分及产品开发方面的相关研究，取得了一些研究成果。本书在编写过程中参阅了大量的国内外文献并依据作者在通化师范学院长白山食用植物资源开发工程中心的多年研究成果，总结了玉竹的化学成分、保健功效和国内外加工利用情况，重点阐述玉竹黄酮的提取、纯化、黄酮种类鉴定、抗氧化活性特点等方面的内容，并紧密结合我国绿色循环经济发展现状，介绍了三种玉竹新食品的开发情况。

　　本书在编写上力求语言精练、内容通俗易懂，以实用和便于自学为主。全书理论系统，工艺翔实，介绍了玉竹黄酮较为前沿的研究成果。本书不仅能提供玉竹黄酮抗氧化活性评价和产品相关知识，还能为玉竹加工产业化研究提供理论参考。对促进我国在玉竹种植、加工、销售一体化领域达到世界领先水平、提高质量和降低成本都具有较重要的理论价值。

　　本书适合食品科学与工程、食品质量与安全、农产品贮藏与加工专业的本科生及研究生的课外学习辅助使用，也可供从事食品加工和食品保藏相关学科的研究者和生产者参考应用。

夏光辉
2024 年 12 月

目 录

第1章 文献综述 ... 1
1.1 玉竹种质资源概述 ... 1
1.1.1 玉竹分布情况 ... 1
1.1.2 玉竹的植物学特征 ... 1
1.1.3 玉竹的化学成分 ... 1
1.2 国内外研究现状 ... 3
1.2.1 国外研究现状 ... 3
1.2.2 国内研究现状 ... 4
1.3 植物有效成分的提取分离和分析 ... 4
1.3.1 提取分离的传统方法 ... 4
1.3.2 提取分离的新技术 ... 5
1.4 植物有效成分分离纯化方法 ... 6
1.4.1 柱层析法 ... 7
1.4.2 高速逆流色谱分离技术 ... 8
1.4.3 制备型高效液相色谱分离技术 ... 9
1.4.4 其他方法 ... 9
1.5 单体化合物的结构鉴定 ... 9
1.5.1 红外光谱（IR） ... 9
1.5.2 紫外光谱（UV） ... 10
1.5.3 核磁共振谱（NMR） ... 10
1.5.4 质谱（MS） ... 10
1.6 植物黄酮的生物活性研究 ... 11
1.6.1 抗氧化活性 ... 11
1.6.2 抗肿瘤活性 ... 13
1.6.3 抗炎、免疫调节活性 ... 13
1.6.4 抗病毒活性 ... 13

  1.6.5 解毒护肝和细胞保护作用 ·············· 14
  1.6.6 对心血管疾病的治疗作用 ·············· 15
  1.6.7 对机体内分泌和代谢的影响 ············ 15
  1.6.8 对神经细胞的影响作用 ················ 15
 1.7 玉竹的加工利用情况 ······················ 16
  1.7.1 在普通食品中的应用 ·················· 16
  1.7.2 在保健食品领域的应用 ················ 16

第2章 玉竹黄酮的提取方法研究 ················ 17
 2.1 试验材料 ······························ 17
  2.1.1 材料与试剂 ·························· 17
  2.1.2 主要仪器 ···························· 17
 2.2 试验方法 ······························ 18
  2.2.1 玉竹粉的制备 ························ 18
  2.2.2 玉竹黄酮提取得率的计算 ·············· 18
  2.2.3 低共熔溶剂提取玉竹黄酮 ·············· 19
  2.2.4 回流提取法提取玉竹黄酮 ·············· 21
  2.2.5 超声波辅助提取玉竹黄酮 ·············· 22
 2.3 结果与分析 ···························· 23
  2.3.1 低共熔溶剂提取玉竹黄酮单因素试验结果 ···· 23
  2.3.2 低共熔溶剂提取玉竹黄酮响应面试验结果 ···· 27
  2.3.3 回流提取玉竹黄酮的单因素试验结果 ······ 36
  2.3.4 回流提取玉竹黄酮的正交试验结果 ········ 38
  2.3.5 超声波辅助提取玉竹黄酮的单因素试验结果 ·· 40
  2.3.6 超声波辅助提取玉竹黄酮的正交试验结果 ···· 41
 2.4 讨论 ·································· 43
 2.5 本章结论 ······························ 43

第3章 玉竹黄酮的纯化方法研究 ················ 45
 3.1 试验材料 ······························ 45
  3.1.1 材料与试剂 ·························· 45
  3.1.2 主要仪器 ···························· 45

3.2 试验方法 ·· 46
   3.2.1 玉竹黄酮提取液纯化前处理 ·· 46
   3.2.2 应用 HSCCC 纯化玉竹黄酮的操作条件优化 ··· 46
   3.2.3 大孔树脂纯化玉竹黄酮的条件优化 ··· 48
3.3 结果与分析 ··· 50
   3.3.1 HSCCC 纯化玉竹黄酮提取液的适宜条件 ··· 50
   3.3.2 HSCCC 纯化玉竹黄酮综合条件应用 ··· 56
   3.3.3 确定适宜大孔树脂种类的试验结果 ··· 57
   3.3.4 大孔树脂 D101 纯化玉竹黄酮单因素试验结果 ·· 58
   3.3.5 大孔树脂 D101 纯化玉竹黄酮正交试验结果 ·· 60
3.4 讨论 ··· 62
3.5 本章结论 ··· 62

第4章 玉竹黄酮单体成分分离及结构鉴定 ································· 65

4.1 试验材料 ··· 65
   4.1.1 材料与试剂 ··· 65
   4.1.2 主要仪器 ··· 65
4.2 试验方法 ··· 66
   4.2.1 玉竹黄酮浸膏的制备 ·· 66
   4.2.2 玉竹黄酮的纯化 ·· 66
   4.2.3 样品的全波长扫描 ·· 66
   4.2.4 玉竹黄酮制备时目标收集峰的确定 ··· 66
   4.2.5 黄酮与非黄酮成分的分离处理 ··· 67
   4.2.6 制备液相分离玉竹黄酮的条件优化 ··· 68
   4.2.7 玉竹黄酮提取液及样品溶液中黄酮含量检验方法 ·· 71
   4.2.8 玉竹黄酮单体化合物的分子结构鉴定 ··· 71
4.3 结果与分析 ··· 72
   4.3.1 玉竹黄酮提取液及样品溶液中的黄酮含量 ··· 72
   4.3.2 最佳检测波长 ·· 72
   4.3.3 目标收集峰的确定 ·· 73
   4.3.4 确定黄酮与非黄酮成分分离的操作方法 ·· 74
   4.3.5 分离玉竹黄酮单体成分操作条件优化 ··· 76

4.3.6 确定的玉竹黄酮种类 … 80
4.4 讨论 … 85
4.5 本章结论 … 86

第5章 玉竹黄酮的体内体外抗氧化活性研究 … 87
5.1 试验材料 … 88
    5.1.1 材料与试剂 … 88
    5.1.2 主要仪器 … 88
5.2 试验方法 … 89
    5.2.1 玉竹二氢高异黄酮体外抗氧化试验 … 89
    5.2.2 玉竹二氢高异黄酮斑马鱼体内抗氧化试验 … 90
    5.2.3 数据处理 … 92
5.3 结果和分析 … 92
    5.3.1 玉竹二氢高异黄酮体外抗氧化试验结果 … 92
    5.3.2 斑马鱼体内抗氧化试验结果 … 93
    5.3.3 玉竹二氢高异黄酮单体成分的抗氧化活性差异分析 … 101
5.4 讨论 … 102
5.5 本章结论 … 103

第6章 不同加工处理对玉竹黄酮抗氧化活性的影响研究 … 105
6.1 试验材料 … 105
    6.1.1 材料与试剂 … 105
    6.1.2 主要仪器 … 105
6.2 试验方法 … 106
    6.2.1 玉竹粉的制备 … 106
    6.2.2 玉竹粉的加工处理方法 … 106
    6.2.3 不同处理后玉竹黄酮的提取和纯化方法 … 107
    6.2.4 提取液及样品溶液中黄酮含量测定方法 … 107
    6.2.5 不同处理后玉竹黄酮的抗氧化活性测定 … 107
6.3 结果与分析 … 107
    6.3.1 不同加工处理后玉竹黄酮提取液及各处理阶段样品中黄酮含量 … 107

6.3.2 不同处理后玉竹黄酮的体外抗氧化活性 …………………… 108
　　6.3.3 不同处理后玉竹黄酮的斑马鱼体内抗氧化活性 ……………… 111
　　6.3.4 不同加工处理后玉竹黄酮抗氧化活性改变的原因 …………… 114
6.4 讨论 ………………………………………………………………………… 117
6.5 本章结论 …………………………………………………………………… 118

第7章　玉竹食品开发 …………………………………………………………… 121
7.1 试验材料 …………………………………………………………………… 122
　　7.1.1 材料与试剂 ……………………………………………………… 122
　　7.1.2 仪器设备 ………………………………………………………… 122
7.2 试验方法 …………………………………………………………………… 122
　　7.2.1 玉竹多糖和玉竹黄酮复合饮料的工艺及
　　　　　抗氧化活性研究 ………………………………………………… 122
　　7.2.2 玉竹奶羹研制 …………………………………………………… 125
　　7.2.3 玉竹糕点研制 …………………………………………………… 127
7.3 结果与分析 ………………………………………………………………… 130
　　7.3.1 研制玉竹多糖和玉竹黄酮复合饮料的试验结果 …………… 130
　　7.3.2 研制玉竹奶羹的试验结果 ……………………………………… 135
　　7.3.3 玉竹糕点研制的试验结果与分析 …………………………… 138
7.4 讨论 ………………………………………………………………………… 145
7.5 本章结论 …………………………………………………………………… 146

第8章　总结论与展望 …………………………………………………………… 147
8.1 总结论 ……………………………………………………………………… 147
8.2 研究展望 …………………………………………………………………… 148

参考文献 …………………………………………………………………………… 151

第1章 文献综述

1.1 玉竹种质资源概述

1.1.1 玉竹分布情况

玉竹，学名 *Polygonatum odoratum*（*Mill.*） *Druce*，别名西竹、连竹、荧、委萎、女萎、萎蕤、葳蕤、王马、节地、虫蝉、乌萎、青粘、黄芝、地节、马熏、葳参、玉术、山玉竹、笔管子、十样错、竹七根、竹节黄、黄脚鸡、百解药、山姜、黄蔓菁、尾参等，百合科黄精属多年生草本植物，地下根茎常入药，是我国卫计委公布的传统药食两用作物。在世界范围内广泛分布，以欧亚大陆温带地区的俄罗斯、中国、哈萨克斯坦、白俄罗斯、波兰、德国、荷兰等国家为主。在我国的黑龙江、吉林、辽宁、河北、山西、内蒙古、甘肃、青海、山东、河南、湖北、湖南、安徽、江西、江苏等省份均有野生玉竹的生长（Wang H et al., 2012; Liu L et al., 2020; Shu X S et al., 2009）。

1.1.2 玉竹的植物学特征

玉竹（图 1-1）根状茎圆柱形，直径 5~14 mm，茎高 20~50 cm，具 7~12 叶。叶互生，椭圆形至卵状矩圆形，长 5~12 cm，宽 3~16 cm，前端尖，下面带灰白色，下面脉上平滑至呈乳头状粗糙。花序具 1~4 花（在栽培情况下，可多至 8 朵），总花梗（单花时为花梗）长 1~1.5 cm，无苞片或有条状披针形苞片；花被黄绿色至白色，全长 13~20 mm，花被筒较直，裂片长 3~4 mm；花丝丝状，近平滑至具乳头状突起，花药长约 4 mm；子房长 3~4 mm，花柱长 10~14 mm。浆果蓝黑色，直径 7~10 mm，具 7~9 颗种子。花期为 5~6 月，果期为 7~9 月（郑爽，2016）。

1.1.3 玉竹的化学成分

玉竹中含有多种类型的化学成分，如甾体皂苷、黄酮、生物碱、甾醇、多糖、鞣质、黏液质、强心苷、氨基酸、挥发油、微量元素等。甾体皂苷元类型主要包括螺甾烷类、异螺甾烷类、呋甾烷类和 $\Delta14$ 亚莫皂苷。糖基主要有半乳糖、

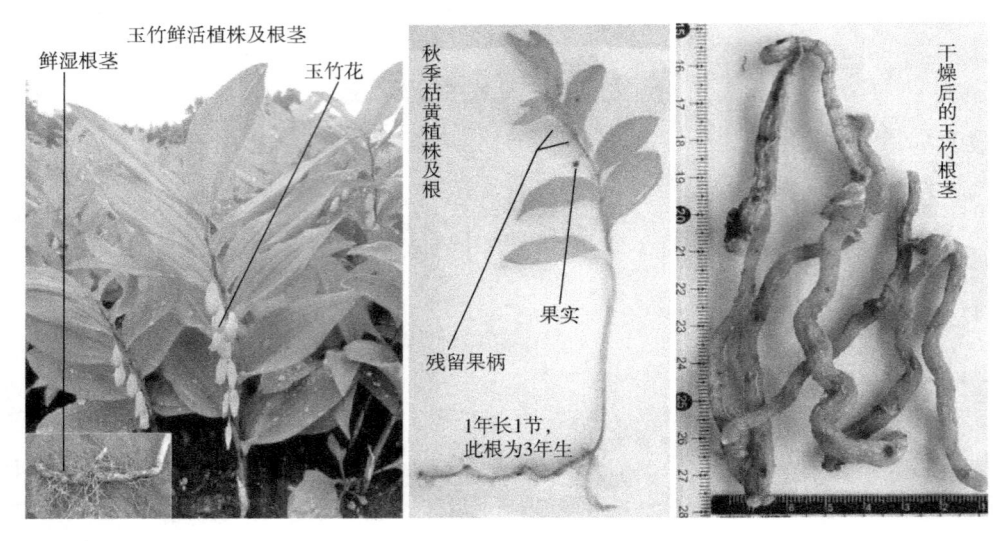

图 1-1 玉竹植株及根茎

葡萄糖、鼠李糖、呋糖、木糖、阿拉伯糖等（Choi S B et al., 2002; Zhou X et al., 2015; Quan L T et al., 2015）。

1.1.3.1 黄酮类化合物

玉竹中的黄酮类化合物主要是高异黄酮类（Nishikimi M et al., 1972; Goupy P et al., 2003），朱若男等（2011）已证实玉竹中的黄酮主要是二氢高异黄酮类，含有3-（4′-羟基苯甲基）-5,7-二羟基-6-甲基-8-氧甲基-苯丙二氢吡喃-4-酮、3-（4′-羟基苯甲基）-5,7-二羟基-6,8-二甲基-苯丙二氢吡喃-4-酮和3-（4′-甲氧基苯甲基）-5,7-二羟基-6-甲基-8-氧甲基-苯丙二氢吡喃-4-酮等黄酮成分（Bai H et al., 2014; Jiang Q et al., 2013; Guo H et al., 2012）。玉竹中的黄酮类化合物在适度范围内对酸、碱、热能具有一定的稳定性，不同种类黄酮有合适的稳定温度要求，一般温度越高、处理时间越长，变性越大，符合常理推论。在碱性条件下能够溶解，发酵过程对黄酮类化合物的稳定性也有不同程度影响（Lan G et al., 2011; Liu X et al., 2015; Khan M K et al., 2010）。

1.1.3.2 甾体皂苷

甾体皂苷类化合物是玉竹的主要有效成分之一，由 27 个碳原子组成的甾体皂苷元和糖缩合而成。常用甲醇/乙醇溶液提取，经大孔树脂吸附、溶剂提取等方式去除杂质，利用硅胶柱色谱和 HPLC 梯度洗脱可得多个不同的甾体皂苷组分，经 MS 和 NMR 鉴定分析结构。林厚文等（1994）、秦海林等（2004）、郭焕杰等（2012）已从玉竹中分离鉴定 50 余个甾体皂苷类成分，按其苷元类型可分为胆甾烷醇型、螺甾烷醇型和呋甾烷醇型甾体皂苷。玉竹中的甾体皂苷生理活性显著，具有降血糖功效。

1.1.3.3 多糖

研究发现，玉竹中含有大量多糖成分，含量在 6%~11% 之间，多采用水提醇沉方法提取，采用 1-苯基-3-甲基-5-吡唑啉酮（PMP）柱前衍生化结合高效液相色谱法（HPLC）准确测定单糖组成和摩尔比。对于含有果糖的多糖样本可选用稀酸水解的高效液相色谱—示差折光检测法（HPLC-RID）测定果糖含量（刘佳蕊等，2023）。但不同的提取和分析方法影响单糖组成、相对分子质量（M_r）的检测结果。孟庆龙等（2020）归纳总结玉竹多糖的单糖组成、M_r 和结构特征等，明确玉竹多糖主要由果糖组成，含有少量的鼠李糖、甘露糖、木糖、阿拉伯糖、葡萄糖、半乳糖醛酸和半乳糖等，M_r 分布于 $4×10^3~9×10^3$，是 $β$ 型吡喃糖构型的杂多糖，主链多有（1→6）葡萄糖、（1→6）半乳糖、（2→6）果糖等连接方式。在此基础上，根据已有研究可知，半乳糖醛酸和半乳糖在玉竹中含量较低，这可能是区分"黄精"和"玉竹"的关键因素。最新研究表明，玉竹多糖与天门冬科植物的大多数果聚糖一样，属于菊糖—新丝氨酸型果糖，含有 $β$-D-呋喃果糖（Fruf），平均 M_r 为 $5×10^3$，主要由果糖和葡萄糖组成，摩尔比为 30∶1。玉竹多糖的构成比例随产地、采收时间和生长年限等不同而不同（李钟等，2004）。

1.1.3.4 其他化学成分

玉竹中还含有鞣质、黏液质、强心苷、氨基酸、挥发油、微量元素等成分，含量差异较大，对多糖、黄酮的提取和应用会产生一定影响（刘塔斯等，2008；晏春耕等，2007）。

1.2 国内外研究现状

1.2.1 国外研究现状

20 世纪 70 年代前，国外学者就开始研究玉竹的成分及应用，对玉竹中的高异黄酮类成分的提取方法进行了广泛研究，也阐明了一些功能作用（李妙然等，

2015）。目前国外关于玉竹黄酮的研究主要集中于新的黄酮成分的发掘和新生物学活性的验证（韩日新等，2010；Baek S H et al.，2012），尤其注重新成分、新骨架的发现。关于玉竹黄酮的抗氧化活性与分子结构的关系研究很少，机制也没有阐述清楚。玉竹黄酮在食品加工过程中的活性变化，尚未发现有相关研究。

1.2.2 国内研究现状

目前，国内关于玉竹成分及保健功效的相关研究很多，如玉竹多糖、黄酮、皂苷、甾醇的提取及功能作用研究，以及异黄酮的改性研究、玉竹产品开发等。对玉竹黄酮的研究不够深入，玉竹黄酮具有何种生理功能、相应功效的大小如何等问题需要解决。朱若男等（2011）已证实玉竹中的黄酮主要是二氢高异黄酮类，但对某一单体黄酮的稳定性及抗氧化活性没有进行深入研究，相关研究也未见他人报道。玉竹中二氢高异黄酮类化合物的稳定性受热、光、酶的影响，食品加工过程的发酵、高压、挤压膨化等操作处理方式会对二氢高异黄酮的结构及抗氧化活性产生一定影响。玉竹中的二氢高异黄酮在什么加工条件下能发挥最大的抗氧化能力是玉竹黄酮新的研究趋势，可为玉竹食品的加工提供科学的理论支持。

玉竹中的黄酮类化合物在适度范围内对酸、碱、热能具有一定的稳定性，不同种类黄酮有合适的稳定温度要求，一般温度越高、处理时间越长，变性越大。在碱性条件下能够溶解。发酵过程对黄酮类化合物的稳定性有不同程度影响。人体多部位体液呈酸性，对黄酮的吸收不利。想办法提高玉竹黄酮类化合物的脂溶性，能提高人体对黄酮类化合物的消化吸收率。

1.3 植物有效成分的提取分离和分析

药食两用植物的成分种类较多，构成复杂，尤其是活性成分，往往含量低，性状差异大（杨婧娟等，2020）。在使用时，必须先将活性成分提取出来，再进行一些分离纯化操作，使目标活性成分的浓度显著升高，这样才能进一步研究其具体活性或理化性质。在食品功能成分研究领域，提取、分离和纯化是常用的单元操作，常针对具体的物料和目标成分的性质，选取合适的操作方法和处理手段，以期达到预期效果。

1.3.1 提取分离的传统方法

1.3.1.1 溶剂提取法

常用乙醇、甲醇、乙酸乙酯、丙酮等有机溶剂来进行提取，此方法历史悠久，传统性强。根据目标成分的分子极性大小，利用相似相溶的原理来选择合适的溶剂体系（张丽芳等，2019）。影响提取效果的因素主要有提取溶剂的种类、试剂用量、提取温度、提取时间等，在使用时需对这些因素进行合理选取。溶剂提取法操作简单，提取得率高；但也存在提取液中杂质多、后续纯化处理困难等缺点，而且有机溶剂对环境的影响大，有些溶剂还易燃易爆，具有刺激性气味，给安全生产带来一定影响。

1.3.1.2 水蒸气蒸馏法

通过水浴加热使原料中的可挥发成分与水一起沸腾汽化，再将混合蒸气进行分段控温冷却使目标成分与水蒸气在不同温度下冷凝析出，从而达到获取目标成分的操作方法（Weyhenmeyer R et al.，1992）。应用这种方法的前提是想要获取的目标成分容易汽化，且容易冷凝，对热不敏感，不易发生热变性（Muhammad N et al.，2019）。水蒸气蒸馏法不适用于低热条件下不挥发性成分的提取分离，且目标成分必须不溶或难溶于水。

1.3.2 提取分离的新技术

1.3.2.1 酶法提取

植物中的多种成分不是孤立存在的，是互相杂合在一起的。植物组织的天然结构对有些成分的提取是非常不利的，尤其是很难直接得到纯度较高的目标成分。植物中的有些成分还会导致提取液的浑浊、分层、产生沉淀等，给提取的后续纯化操作带来一定影响（Kren V et al.，2001；MriduLa C et al.，2000）。植物中的多种成分都可被酶作用，选取适当的酶来分解不同的成分，有利于目标成分的提取，缩短提取时间，提高提取得率，甚至大幅度提高得率。

目前，纤维素酶、果胶酶和半纤维素酶在活性成分提取过程中较常用，可用来水解纤维素和一些胶体成分（Gao S C et al.，2011；Ahumada K et al.，2015），从而破坏植物的天然结构组织，有利于黄酮类、花色苷、鞣质等成分的提取，对其的应用研究也比较广泛（Hang Y D et al.，2001）。随着科研人员对酶学研究的深入，其他种类酶的应用，尤其是在生物活性成分提取过程中的应用，必将越来越广泛。

应用酶法来提取活性成分，影响提取得率的因素包括酶种类、酶用量、酶的使用条件、水解温度和时间等因素，需要综合考虑确定各因素的合理限值以发挥最佳协同作用（Lee L S et al.，2008）。总的来说，相比有机溶剂提取法，酶法提取耗时长，操作烦琐，处理不当还会导致一些不可预期的后果；但可减少有机溶剂提取法的负面作用。如果选取合适的酶，把各影响因素协调好，酶法提取技术的提取得率可达到甚至超过有机溶剂提取法的水平。

1.3.2.2 超临界流体萃取技术（SCFE）

利用升温和加压使气态 CO_2 达到气液临界状态，使之在状态上为气体，但却具有液体的性质和组成，从而能够溶解目标成分（Yousefi M et al., 2018）。溶解后可以通过降温或者降压，使 CO_2 偏离临界状态，溶解的成分可自然析出，不存在溶质损耗和溶剂残留问题。对于超临界 CO_2 不能溶解的成分，可以通过添加夹带剂来改变相平衡行为，即夹带剂可溶于超临界 CO_2，而目标提取成分又可溶于夹带剂。夹带剂的选择，需根据多种因素综合确定。

超临界 CO_2 由于具有气体的状态，因而具有较好的穿透性，能够加速溶质的溶解和传质。而溶解溶质后，可以通过降温、降压或者吸附剂吸附的方法快速分离出溶质（Herrero M et al., 2010；Mattea F et al., 2009；Smith R M, 1999；Temelli F, 2009；Uddin M S et al., 2015），整个提取分离过程可在较短的时间内完成。

目前，超临界萃取技术可应用于咖啡因、油脂、酒精、生物碱、抗生素、香精香料、农药残留等多种成分的提取过程。随着对超临界萃取技术的深入研究，其在提取分离方面的应用会越来越广泛。

1.3.2.3 半仿生提取法

模拟药物在动物或人体内的代谢过程，将拟提取的原料粉末用接近体内不同代谢部位酸碱度的不同 pH 溶剂来分段提取，使目标成分逐步释放到不同提取溶剂中。该方法既能提取又能模拟目标成分的体内代谢过程，将提取和生物活性考察结合起来，只是不在动物体内进行，因此被称为"半仿生提取法"（Wang R et al., 2016）。

半仿生提取法是近年发展起来的一种新型提取方法，能够根据化合物在体内的变化过程进行针对性的提取（Zhang G et al., 2011），提取出的目标成分生物活性高，能够最大限度减少目标成分在提取纯化过程中的损失。

1.4 植物有效成分分离纯化方法

无论采用何种提取方法，提取液都需要分离纯化。通过对提取液的分离纯化，能够确保高含量的植物活性成分被分离出来，从而对其进行后续阶段的分析鉴定等工作。传统的净化方法采用柱层析法，而柱层析法又分为硅胶柱层析法、聚酰胺柱层析法、大孔吸附树脂柱层析法、葡聚糖凝胶柱层析法。

1.4.1 柱层析法

柱层析法（柱色谱法），是将不溶性基质充当固定相填充在柱子里，再将样品加到柱子上后用一定的溶剂洗脱的过程。样品进入柱子中，由于固定相与流动相自身的性质与特点，导致分配系数的不同，最后通过多次的分配，使样品中的各组分在柱层析色谱柱中逐一分离，得到相应的目标物。目标物的分离精确度，与柱子规格的选择、装柱的类型、溶剂的选择、样品的处理方法等有关。柱层析技术易操作、花费小、应用普遍，但处理时间相对较长，时间条件相对充裕时可以选择此方法（Jones A R et al., 2010）。

1.4.1.1 硅胶柱层析法

硅胶柱层析是依据化合物在硅胶上的吸附能力各异，反复吸附、解析最后分离的过程。通常情况，硅胶易吸附极性大的化合物，难吸附极性较弱的化合物。常用 200 目左右的硅胶，小目数的硅胶吸附样品及洗脱时间长，但分离效果好；大目数的硅胶洗脱速度快，但分离效果差。实验前要先根据 TLC 法（薄层色谱法）选定洗脱剂确保两个相邻化合物的 R_f 值（比移值）的差值最大。实验中柱子要平整均匀地装好，根据柱填料吸附量范围来适当倒入一定量的样品，避免有些样品未经洗脱就流出柱子，未达到纯化分离的目的。洗脱剂可以是一种溶剂，也可以是多种溶剂的混合（Alvarez J G and Touchstone J C, 1992）。具体选择什么样的洗脱溶剂体系，要根据溶剂对样品的分离效果来确定，分离效果可以采用薄层层析法或高效液相色谱分析等方法来进行考察，以达到最好的分离效果。

1.4.1.2 聚酰胺柱层析法

聚酰胺是通过酰胺聚合而成的一类高分子化合物，层析分离中常用己内酰胺聚合合成的聚酰胺。聚酰胺在酸性介质中结合质子后带正电，可以吸附酸类、醌类、黄酮类等含羟基的可以形成氢键的化合物，应用聚酰胺来纯化植物黄酮提取液具有较好的吸附、解析和富集效果。新买的聚酰胺要先用高浓度的乙醇浸泡，除去气泡后装柱。洗脱分离效果与聚酰胺颗粒的直径大小有关，直径越小，分离效果越显著，但洗脱时间就相对较长。因此，在样品洗脱时要考虑上样溶液中目标成分的浓度和所用聚酰胺树脂的粒径。应用聚酰胺来纯化黄酮类化合物时，如用含有甲醇的溶剂洗脱，会有少量细小的聚酰胺颗粒被冲洗出来，导致洗涤液浑浊，上样前先用 50%甲醇水溶液预先洗涤除去细小聚酰胺颗粒可有效避免此类问题（孟利等，2007；Mu H Y et al., 2016）。

1.4.1.3 大孔吸附树脂柱层析法

大孔吸附树脂是当今柱色谱中常用的层析树脂，种类较多，各种大孔树脂的实用性也不一样。应用大孔树脂时，要选择合适的树脂种类，使其能够快速吸附目标成分，对其他杂质的吸附力要弱，从而吸附后利用水、低浓度的乙醇等有机溶剂容易将不需要的成分洗脱出去，最后洗脱出目标物。大孔吸附树脂柱层析技术广泛应用于食品、药品等领域，操作简单实用。此外，大孔树脂按照极性分为弱极性、极性、非极性。粒径、比表面积、平均孔径也有不同，例如黄酮类纯化就可以用极性、粒径在 0.3~1.25 mm、比表面积在 250~290 m^2/g、平均孔径在 15~16.5 nm 的大孔树脂（Cao Q J et al.，2017）。大孔树脂的种类选择对于目标化合物的纯化程度有很大影响，所以要根据目标化合物的性质和特点谨慎选择大孔树脂的种类。同时，层析柱的类型和洗脱剂的选择也十分重要，对纯化效果同样有重要影响。

1.4.1.4 葡聚糖凝胶柱层析法

葡聚糖凝胶（sephadex）有两种常用型号，分别是 Sephadex-LH20 和 Sephadex-G，按分子量大小来分离化合物，洗脱溶剂多使用含醇溶剂（Zhao Y et al.，2018）。

1.4.2 高速逆流色谱分离技术

应用高速逆流色谱来分离和纯化天然活性成分是近年发展起来的一种技术。高速逆流色谱是依靠高速旋转的螺旋管做同步行星运动，产生单向动力学平衡现象，使固定相在螺旋管内得以保留，流动相和固定相在螺旋管内发生多次混合，从而使流动相和固定相间发生多次萃取，将固定相中的目标成分根据极性大小先后萃取出来。这种分离技术不需要装有载体的色谱柱，不会造成样品的死吸附或色谱柱堵塞现象，理论塔板数很高（Lahiri-Chatterjee M et al.，1999）。高速逆流色谱所用的固定相和流动相试剂纯度要求不苛刻，有时用分析纯也可，在使用成本上远低于其他色谱分离技术的成本（Liang N et al.，2017）。高速逆流色谱在使用时对样品的处理也不像其他色谱那样要求严格，只要样品中不含肉眼可见的颗粒就行，轻度浑浊也可上样，这是其他色谱分离技术无法比拟的。目前，高速逆流色谱已在生物制药领域、保健食品加工领域、环境保护等领域广泛应用（Zhang Y Q et al.，2017）。陈小芬等（2011）研究应用高速逆流色谱来分离天然产物中的生物碱类成分，确定了分离条件，分离效果比柱色谱法好，产物纯度可达95%以上。尹鹭等（2013）研究应用高速逆流色谱来分离纯化橘红中的黄酮类化合物，得到的单体成分纯度很高，并顺利进行了单体结构鉴定。可见，高速逆流色谱是一种具有独特优势的分离纯化技术。

1.4.3 制备型高效液相色谱分离技术

高效液相色谱分为分析型和制备型两种。分析型高效液相色谱常用来对样品的成分含量进行检测分析，一般不用于目标成分的制备；而制备型高效液相色谱专用于目标成分的制备，由于其管路、流通池等备件与分析液相相比更粗大，一般不用于样品的分析过程（Akitomo F et al.，2019）。制备型高效液相色谱在天然产物活性成分获取方面有独特的优势，它和高速逆流色谱各有独到之处（Wallace S N et al.，2003）。有些成分用高速逆流色谱分离不佳的，可以应用制备液相色谱来分离。制备液相色谱特别适合于其他色谱技术不易分离的成分的分离过程，可以获得纯度较高的单体成分。

制备液相色谱的分离效果与其所用的色谱柱的规格型号有密切关系。一般而言，粗大的色谱柱适用于粗分或者成分极性差异较大的目标化合物的分离；而直径小、填料粒度也小的色谱柱，对难分离的化合物有较好的分离效果。应用制备液相色谱来分离化合物，需对分离条件进行细致的摸索和尝试，没有现成的模式可寻，一个条件的改变就会导致分离出的产物纯度变化较大，这就给其应用带来诸多影响，制约了制备液相色谱技术的发展（Bhatia N et al.，1999），但其系统的方便性和可靠性还是其他分离方法无法企及的。

1.4.4 其他方法

上述的几种分离纯化方法是天然产物活性成分分离过程中常用的方法，每种方法各有自己的应用优势。此外，还有用于制备特异识别功能的分子印迹分离技术（孙晓宇等，2020；Gao D et al.，2018）、利用化合物在多相间分配关系不同来进行萃取的双水相萃取技术（Zhang N et al.，2019）、一套设备内同时完成反应和分离两个过程的耦合分离技术（Akin Q et al.，2015）等，这些分离方法也都有自己的适用性，在进行化合物分离时可以选择尝试。

1.5 单体化合物的结构鉴定

对化合物的结构鉴定可以采用红外光谱、紫外光谱、核磁共振等手段，液质连用也可对化合物的结构进行推测。

1.5.1 红外光谱（IR）

利用红外光谱可以检测化合物的化学键和官能团。当用红外线照射化合物时，其化学键或官能团处在不断的振动中，其振动频率会被记录仪记录，从而形成振动波形图。不同的化合物振动波形图不一样，依据振动波形图可以区分和鉴别化合物的特殊化学键或官能团。红外光谱对化合物结构的鉴别与化合物的纯度密切相关，化合物的纯度越高，检测结果越可靠。如果纯度较低，杂质的存在会导致红外波谱图波形较乱，无法判断具体特征峰或波形（Škottová N et al., 1999）。故在应用红外光谱鉴定化合物结构时，必须对单体成分进行提纯。同时，操作者的经验也会影响红外检测的结果。红外光谱可对化合物的特征基团和化学键进行鉴别，不能对化合物分子的全部结构进行鉴别，在明确化合物的分子结构情况下，了解分子中某些基团的变化，可以采用红外光谱法。对于未知化合物，应用红外光谱可确定分子中是否含有某些特征基团。

1.5.2　紫外光谱（UV）

紫外光谱是通过紫外线的照射，使化合物中的价电子发生分子跃迁，化合物吸收的能量越多，其分子跃迁也越大。记录仪会记录分子跃迁时的能量消耗，从而形成吸收图谱。化合物分子中的某些取代基的类型、数目和在分子结构中的位置不同，会导致紫外吸收图谱的改变。应用紫外光谱对特殊化学键的鉴别具有特殊的实用性（Lucas S G et al., 1995），可通过加入一些诊断试剂来使化合物的紫外光谱图发生特异性变化，以此来确定化合物分子中是否具有特异性基团或者化学键。例如植物黄酮类成分的鉴别，在黄酮的甲醇或乙醇溶液中加入三氯化铝后，若其紫外吸收图谱发生红移，则说明黄酮分子中含有邻位酚羟基。

1.5.3　核磁共振谱（NMR）

对化合物结构的鉴定，核磁共振仪是非常有效的（Lauterbach S R et al., 2001）。核磁共振图谱分为氢谱和碳谱两类，分别用来确定氢原子和碳原子的空间位置。对氢谱和碳谱进行解谱可得到化合物的分子结构。在应用核磁共振仪鉴定化合物分子结构时，化合物的纯度对结构鉴定影响很大，要求化合物的纯度越高越好。同时，核磁共振仪的能量级别和样品量对图谱的清晰度也有重要影响。高分辨核磁，可以减少试验样品的质量，得到的图谱清晰度也较高。

1.5.4　质谱（MS）

随着质谱技术的发展，目前质谱的种类主要有 GC-MS、LC-MS、FT-MS、MALDI-TOFMS、ICP-MS、SIMS 以及 FAB-MS、ESI-MS 和 APCI-MS 等。各种质谱所适用的样品种类和性状不同，分析时需注意根据样品的性状选择合适的质谱种类和条件。质谱虽然不能像核磁共振那样，能够确定化合物的分子结构，但对一些基团的鉴别、已知成分的定性鉴定，结果的可靠性要远高于高效液相色谱。目前，质谱分析技术已在食品、保健品、医药、天然产物成分分析等多领域广泛应用（Benthin B et al.，1999；Kenneth Flora M D et al.，1998），既可定性也可定量，有替代高效液相色谱的趋势。

1.6　植物黄酮的生物活性研究

1.6.1　抗氧化活性

人体的衰老、心血管疾病、老年痴呆等疾病都与体内多余的自由基有关，有些肿瘤的发生也与多余自由基的产生有密切关系。将体内多余自由基氧化掉，阻止其对机体产生链式氧化反应，是防病治病的关键。抗氧化剂能够和自由基结合，有效阻止自由基的链式氧化反应。抗氧化剂有天然和人工合成两大类，在人们愈加崇尚食材自然化的今天，天然抗氧化剂备受人们关注和喜欢。植物黄酮类成分是公认的天然抗氧化剂，抗氧化活性强，对人体无毒副作用。宋洪涛等（1991）从水飞蓟果实中提取出四种黄酮类成分，对其抗氧化活性进行了研究，确认水飞蓟素具有很强的抗氧化活性，相同剂量下抗氧化活性高于 3-氧代黄酮水飞蓟、异水飞蓟素和水飞蓟亭。宋洪涛等进一步对水飞蓟黄酮的抗氧化机理进行了研究，发现水飞蓟素、水飞蓟亭等均能有效降低二价铁离子引起的脂质过氧化产物丙二醛（MDA）的浓度，可抑制二价铁离子导致的脂质过氧化反应，从而发挥抗氧化作用。其他研究还表明，沙棘黄酮的剂量在 3 mg/L 时可有效清除 Fenton 反应生成的自由基，1.7 mg/L 浓度时对白细胞活性氧有显著的清除作用（Yi J et al.，2014）。

1.6.1.1　植物黄酮对体内酶的作用

自由基的产生与体内有关酶的活性有密切关系，抑制与自由基产生的相关酶的活性，可有效预防自由基的产生，从而发挥抗氧化作用。黄酮类化合物可与促进自由基产生的生物酶发生特异性结合，改变酶的分子结构，导致酶的活性发生变化（王姝梅，2004）。研究发现，松皮中的黄酮类化合物可抑制黄嘌呤氧化酶、黄嘌呤脱氢酶的活性，而对其他酶的活性影响较小，说明松皮黄酮的抗氧化作用机制是通过与产生自由基的酶发生结合，抑制酶的活性。Zhang Y Q 等（2015）对黄酮的分子结构与抗氧化作用进行了研究，发现黄酮分子中的酚羟基容易与酶蛋白发生特异性结合，形成多酚—蛋白质的复合体将酶的活性抑制，这种特异性结合是通过疏水键来实现的。此外，另有研究发现，绿茶中的黄酮类成分分子中羟基数目较多，其容易与黄嘌呤氧化酶和黄嘌呤脱氢酶发生特异性结合，抑制其活性，从而起到抗氧化作用（Janle E M et al., 2005）。Hamada H 等对黄芩素、6-羟基芹菜苷、6-羟基山羊豆碱和 6-羟基山奈酚的抗氧化活性进行了研究，结论是其通过抑制酶的活性来发挥抗氧化活性作用（Hamada H et al., 1993；Kang K A et al., 2012）。Yamamoto 等对槲皮素和高良姜黄素的抗氧化活性进行了研究，认为二者能够抑制谷胱甘肽还原酶的活性，抑制的机理是槲皮素的氧化产物改变了谷胱甘肽还原酶的构型，酶结构的变化导致活性发生改变（Yamamoto N et al., 1999；Wen X and Walle T, 2006）。

黄酮类化合物在抑制能够产生自由基的酶的活性时，还能提高机体内抗氧化物酶的活性，这是黄酮类化合物抗氧化作用的一大亮点。研究发现，表儿茶精（Rizvi S I and Zaid M A, 2001；Quine S D and Raghu P S, 2005；Rizvi S I and Zaid M A, 2010）、儿茶素（Rhee S J et al., 2002；Hase M et al., 2006）、原花青素（Kamata K et al., 2006；Zhang F L et al., 2006）等黄酮类化合物可提高大鼠血浆和组织中总抗氧化物酶的活性，从而提高其抗氧化活性。

1.6.1.2 对金属离子的作用

黄酮分子中含有邻位酚羟基和羰基，酚羟基和羰基中的氧原子容易与金属离子发生络合反应，是较好的能阻断链式反应自由基的催化剂。黄酮与不同金属离子络合后，其抗氧化活性的变化情况不同；与金属离子络合的酚羟基和羰基在黄酮分子中的位置不同，其抗氧化活性改变情况也不同。植物黄酮与铜、锌等金属离子络合后会抑制这些金属离子对酶活性的促进作用。有学者研究发现，植物黄酮与铜离子、锆离子的络合主要发生在黄酮分子的 C 环上的邻位酚羟基和羰基，会产生抗氧化作用，比如芹菜苷、槲皮素、杨梅黄酮、柚皮素等（Husain S R, 1987）。Ma J 等研究了槲皮素与金属离子络合后的抗氧化活性，发现槲皮素与不同金属离子络合后，其抗氧化活性会发生变化，不同金属离子对槲皮素抗氧化活性大小的影响关系为 $Cu^+>Cu^{2+}>Fe^{2+}>Fe^{3+}$；而未与金属离子络合的槲皮素抗氧化活性则下降显著（Ma J et al., 2014；Budak H et al., 2014；MLaděnka P et al., 2011）。另有研究报道，三价铝离子与黄酮发生络合后会使黄酮的抗氧化活性发生变化（Huang B et al., 2009）。

1.6.1.3 终止自由基链式反应

研究发现，植物黄酮类化合物可切断脂质过氧化过程中的自由基链式反应，终止脂质的自动氧化，起到较好的抗氧化作用（Serafini M et al., 1996）。可见，黄酮的抗氧化机制除清除自由基、抑制产生自由基的酶活性、络合金属离子外，还具有终止自由基链式反应的能力。终止自由基链式反应被认为是植物黄酮抗氧化作用的主要机制（赵先英和张涛，2006）。

1.6.2 抗肿瘤活性

植物黄酮类成分可抑制肿瘤细胞增殖，合适的浓度下还可诱导肿瘤细胞凋亡，有些黄酮还能抑制癌基因的表达，从而起到抗肿瘤作用。植物黄酮类成分具有较好的抗肿瘤作用，是目前研究黄酮抑制肿瘤药理作用的热点。

1.6.3 抗炎、免疫调节活性

研究发现，很多黄酮类化合物都具有抗炎作用和调节免疫因子作用。Lee J E 等（2013）研究发现，植物黄酮可起到抑制 T 细胞、B 细胞和巨噬细胞的作用，选择合适的剂量和黄酮种类，还可起到较好的抑制嗜碱性粒细胞、肥大细胞、中性粒细胞和嗜酸性粒细胞等炎症细胞的作用。植物黄酮的抗炎作用主要是其对参与炎症过程的苏氨酸—丝氨酸蛋白激酶和酪氨酸蛋白激酶等酶类具有较好的特异性，能抑制其活性（Jiang F et al.，2017；Dong W et al.，2015；Zhang Y et al.，2016），使这些酶的信号传导途径发生变化（Zhang R et al.，2017）。植物黄酮对血小板具有较好的调节作用，可提高人体免疫力。

1.6.4 抗病毒活性

植物黄酮类化合物除具抗肿瘤、抗炎作用外，还表现出一定的抗病毒活性。常见的芦丁、槲皮素、桑黄素等都已被证实具有较好的抗病毒活性，二氢槲皮素、二氢漆树黄酮和白矢车菊苷在20世纪90年代就已被证实具有抗病毒活性。近年来的研究还发现，花葵素、芹菜苷、儿茶素、橙皮苷和柚皮素等具有一定抗病毒作用，对常见的11种病毒都具有一定的抑制作用。

植物黄酮的抗病毒活性与其分子结构有关，非糖苷复合体、3位碳上有羟基，这样的结构有利于抗病毒活性（Selway J W，1986），3位碳上的羟基衍生成甲氧基对抗病毒有利。Vrijsen R 等（1987）研究发现，对实验小鼠连续给药3-甲氧基槲皮素9天以上，每天20 mg/kg的剂量，可显著提高受试小鼠对病毒血症、柯萨奇病毒 B_4 的抵御能力。进一步研究发现，植物黄酮类化合物可抑制病毒宿主蛋白的合成，从而起到抗病毒作用（Dong W et al.，2015）。黄芩素、3-甲基山奈酚等植物黄酮类化合物还可通过阻断巨细胞病毒进入人体细胞的途径来抑制人体易感病毒巨细胞病毒的侵害，金雀异黄素抑制人巨细胞病毒蛋白的细胞活性，从而阻断其增殖（Evers D L et al.，2005）。不同的植物黄酮抗病毒活性的机制不同，与黄酮的种类和分子结构关系密切（De M N et al.，1989）。槲皮素和槲皮苷具有很强的抑制疱疹病毒活性（Mucsi I and Prúgai B M，1985）。Lyu S Y 等（2005）研究发现，山奈酚、高良姜素等植物黄酮类化合物对单纯疱疹病毒-1 和单纯疱疹病毒-2 诱导的 Vero 细胞株细胞病变具有很好的抑制作用。还有研究报道，一些植物黄酮成分还可抑制人合胞体病毒和 HIV 病毒（KauL T N et al.，1985；Hu H et al.，2001），进一步丰富了黄酮类化合物的抗病毒学说理论。

1.6.5 解毒护肝和细胞保护作用

肝脏是人体的重要组织，大部分有毒有害成分都要经过肝脏代谢，故解毒护肝是人体长寿的重要举措。酒精是现代男性肝损伤的重要毒素，还有毒伞素、四氯化碳和氨基半乳糖等，也容易伤肝。研究发现，水飞蓟素和水飞蓟宾等黄酮成分具有显著的解毒护肝作用，能与毒伞素、四氯化碳和鹅膏蕈碱等毒素结合，降低其对肝脏的毒害作用或者使其不再具有肝脏毒害作用（Dong L L et al.，2018；Akhlaghi and Masoumeh，2016）。水飞蓟素、槲皮素和桑黄素等黄酮成分都具有很好的降低或阻止酒精肝损伤的作用（Chen I S et al.，2012）。Javaraj R 等（2007）对水飞蓟素、槲皮素和桑黄素的保肝护肝作用进行了研究，发现应用水飞蓟素的剂量为 400 mg/kg、槲皮素剂量为 200 mg/kg、桑黄素剂量为 400 mg/kg 时能有效解除有微囊藻素导致的实验动物肝毒性作用。

植物黄酮类成分还具有较好的抗辐射作用。实验研究发现，大鼠经灌胃一定量的黄酮化合物后，再经 X 射线诱导处理，其肠道对偶氮蓝的渗漏量明显低于对照组（Harvaux M and Kloppstech K，2001），说明黄酮类化合物具有改善肠道通透性的作用。另有研究报道，黄色黄素等 12 种黄酮类化合物都具有较好的抗辐射作用（Wölfle U et al.，2012），其作用机理是可清除由辐照引起的自由基，从而保护机体正常细胞和 DNA 不受迫害。这些研究仅限实验室内，至于能否临床应用还需深入研究（Liu M et al.，2012）。

Morel I 等（1993）对植物黄酮类成分的细胞保护作用进行了研究。他们采用含有铁元素的培养基来培养大鼠肝细胞，使其大量增殖，然后接入不同剂量的儿茶素、槲皮素和香叶木素等黄酮化合物，进行对照组和实验组的培养，以此考察几种黄酮的肝细胞保护作用，重点研究脂质的过氧化作用和抑制乳酸盐的增加作用。研究发现儿茶素、槲皮素和香叶木素的肝细胞保护作用的大小与铁离子的络合能力有关，对铁离子络合能力强的黄酮，肝细胞保护作用强，三种黄酮的肝细胞保护能力大小为儿茶素>槲皮素>香叶木素。植物黄酮类成分的细胞保护作用很受医学界研究人员的青睐，有学者认为植物黄酮可能会成为治疗多种疾病的药物配方（Morris M E and Zhang S，2006）。

1.6.6 对心血管疾病的治疗作用

植物黄酮类成分是当今公认的治疗心血管疾病的药效成分，对冠状动脉疾病有很好的治疗效果。低密度脂蛋白（LDL）增多，特别是被氧化后的低密度脂蛋白增多，会导致心血管疾病的发生。低浓度的植物黄酮类化合物即可有效抑制LDL的氧化，降低心血管疾病的发病率（Mink P J et al.，2007）。在这方面，漆树黄酮、桑黄素和槲皮素都表现出较好的能力，可显著抑制小鼠巨噬细胞诱导的LDL氧化。体内胆固醇含量的增加或持续高水平，也是导致冠状动脉疾病发生的重要原因。有研究报道，植物黄酮可促进血液中胆固醇浓度的降低，大豆异黄酮、银杏叶黄酮等都具有这方面的作用。Thilakarathna S H等已通过试验证实，植物黄酮能显著降低猴子血液中胆固醇的含量，对降低冠状动脉疾病的发病率起到积极作用（Thilakarathna S H et al.，2012；Sikder K et al.，2014；Han S Y et al.，2015）。

1.6.7 对机体内分泌和代谢的影响

异黄酮经肠道消化后被微生物代谢转变形成牛尿酚，牛尿酚可调节动物体内的卵巢雌激素（Loutchanwoot P et al.，2014），还可用来治疗心血管疾病、脂质疾病、骨质减少、骨质疏松、肝脏疾病。

Lampiao F等研究发现，给Wistar大白鼠口服给药金合欢素和黄色黄素一个周期后，大鼠的不育不孕症发生率和对照组相比显著提高，说明金合欢素和黄色黄素具有调节内分泌和代谢的作用（Lampiao F，2013）。

植物黄酮类还可调节碘化甲腺氨酸脱碘酶的活性（Cody V et al.，1986）。给大鼠口服低剂量橙酮一个用药周期，大鼠甲状腺分泌的碘化甲腺氨酸脱碘酶的活性明显降低；中剂量组用药一个月，甲状腺功能异常。用槲皮素在浓度50 μmol/L以下进行体外试验，发现甲状腺素的分泌量明显降低，进一步说明植物黄酮具有调节甲状腺素的作用（Gustavo C R，2007）。

关于黄酮类化合物调节机体内分泌和代谢的作用机制，多数学者认为植物黄酮与机体内的激素—蛋白形成新的配体，从而抑制相关酶的活性，导致机体内的类固醇、甲状腺素等激素含量的下降（Iakovleva I et al.，2015）。

1.6.8 对神经细胞的影响作用

植物黄酮类化合物还会对动物的神经细胞产生一定作用，具有一定的抗焦虑活性。动物大脑中含有苯并二氮䓬类受体，该受体可以和黄酮类化合物中的阿曼托黄素结合，从而起到调控神经的作用。阿曼托黄素与苯并二氮䓬类受体的结合能力与西药地西泮相近，摄入足量阿曼托黄素的抗焦虑和镇静作用显著。除阿曼托黄素外，白杨黄素也具有与苯并二氮䓬受体结合的活性，Aspen V 等已用鼠类动物进行该项试验，结果表明白杨黄素具有抵抗大鼠焦虑的生物活性，但对大鼠的镇静作用较弱，也不会导致大鼠的肌肉松弛（Aspen V et al.，2014；Jackson E et al.，2015）。Wolfman C 等（1998）的研究还发现溴黄酮也具有抗焦虑作用，其与大脑中枢中苯并二氮䓬受体的亲和力也与地西泮相似。

Quattrini C 等（2008）研究证实，黄芩素可有效阻碍神经纤维生长因子发挥正常作用；芹菜苷具有较好的抑制大鼠 B104 神经元细胞 G2/M 周期段增殖的作用，其他黄酮尚未有此类作用的报道（Hossain M et al.，2012；Shukla S and Gupta S，2004）。

1.7　玉竹的加工利用情况

玉竹含丰富的营养成分和生物活性成分，口感清甜，无不良风味，且无毒性，并已被列入药食两用中药材名单，因此广大科技工作者不断对其食用价值进行挖掘，使其在食品产业得到了较广泛的应用。

1.7.1　在普通食品中的应用

截至 2024 年 12 月 20 日，检索到有关玉竹加工的发明专利申请共 367 件，其中有效授权发明专利 50 件。在玉竹加工有效发明专利中，有关玉竹在普通食品加工中的应用主要包括玉竹原浆饮品、玉竹纤维纳米晶、玉竹袋泡茶、玉竹饮料、玉竹酒、玉竹醋、玉竹酸奶、玉竹粉、冻干玉竹片、玉竹锅巴、玉竹面条、玉竹糕、玉竹脯等。期刊报道玉竹加工的食品包括玉竹面包、玉竹多糖面条、玉竹多糖玉米面复合馒头、玉竹饼干、玉竹奶羹、玉竹饮料、玉竹多糖和玉竹黄酮复合饮料、复合果汁饮料、玉竹发酵酒、玉竹保健内酯豆腐等（刘学铭等，2024）。

1.7.2　在保健食品领域的应用

目前可检索到含玉竹原料的保健食品包括口服液、颗粒剂、胶囊剂、片剂、丸剂、果汁饮料、茶剂、酒剂及煎膏剂等剂型，批准的保健食品功能声称有辅助降血糖（调节血糖）、辅助降血脂（调节血脂）、增强免疫力（免疫调节）、抗疲劳（缓解体力疲劳）、延缓衰老、改善营养性贫血、美容（祛黄褐斑、改善皮肤水分）、改善胃肠道功能（润肠通便）、清咽润喉（清咽）、增加骨密度和减肥，如玉竹竹参菊饮口服液、百合玉竹粉葛药膳果冻、玉竹糖肽口服液等（刘学铭等，2024）。

第 2 章　玉竹黄酮的提取方法研究

黄酮的提取方法很多，常见的有回流提取、超声波提取、酶提取等方法。回流提取法操作简单、设备简易、溶剂用量少、稳定性好、生产成本低，能快速从天然产物中提取有效成分（刘倩等，2014），是传统的天然成分提取方法之一。超声波提取以其提取温度相对较低（杨守洁，2011）、提取率较高、操作方法简便、节约能源等优点被广泛应用于各种有效成分的提取过程。酶提取法因提取成本较高，操作耗时长，在应用方面受到一定的限制。近年来，应用低共熔溶剂来提取植物中天然成分的研究和应用逐年增多。与其他离子液体相比，低共熔溶剂具有导电性高、污染少、原料易得并且成本低等优点（何志强等，2015）。此外，低共熔溶剂的制备过程相对简单，只需把氢键受体和氢键供体按照一定摩尔比例混合，在加热的条件下搅拌形成无色透明液体，不需要纯化就可以获得较高纯度的溶剂（韦露，樊友军，2011）。本章研究应用低共熔溶剂来提取玉竹黄酮的适宜操作条件，并与回流提取、超声波辅助提取玉竹黄酮的得率进行对比，确定合适的玉竹黄酮提取方法，为进一步分离玉竹黄酮单体化合物和生物活性研究奠定基础。

2.1　试验材料

2.1.1　材料与试剂

玉竹，购买于吉林省白山市松江河县；氯化胆碱、甜菜碱，河南荣申化工有限公司；柠檬酸、尿素，天津市致远化学试剂有限公司；乙二醇，辽宁泉瑞试剂有限公司；丙三醇、葡萄糖，沈阳市新化试剂厂；甲醇、无水乙醇、丙酮、亚硝酸钠、亚硝酸铝、氢氧化钠均为分析纯；芦丁标准品，上海士锋生物科技有限公司；蒸馏水，现制。

2.1.2　主要仪器

HHS-11-2 电热恒温水浴锅，上海博讯实业有限公司医疗设备厂；BILON-650Y 超声波信号发生器、KB36 超声波细胞粉碎机隔音箱、DC-2006 低温恒温槽，上海比朗仪器有限公司；T6 型紫外可见分光光度计，北京普析通用仪器有限责任公司；BKH-C 型玻璃仪器气流烘干器，上海豫康科教仪器设备有限公司；TDL-5-A 低速大容量离心机，上海安亭科学仪器厂；KDBNI-A500 电子天平，台湾巨林樱花企业；RE-52A 旋转蒸发仪，山东鄄城华鲁电热仪器有限公司；SHZ-D（Ⅲ）循环水式真空泵，巩义市予华仪器有限责任公司；FE-130 药物粉碎机，上海华岩仪器设备有限公司；CS-80AL 数显超声波清洗器，上海君翼仪器设备有限公司；TS-NS-50 型多功能提取浓缩机组，上海顺仪科技有限公司；UV-2600 紫外可见分光光度计，日本岛津公司；FA1604A 分析天平，上海精密电子仪器有限公司；LAN-10-L 实验室超纯水器，重庆力德高端水处理设备研发有限公司；成套玻璃回流提取装置，其他常规玻璃器皿。

2.2　试验方法

2.2.1　玉竹粉的制备

将鲜玉竹用清水洗净各种杂质和泥垢后于 70 ℃下烘干，将干燥的玉竹用药物粉碎机粉碎，用 40 目筛子进行筛分，收集筛下粉末，低温冷藏备用。

2.2.2　玉竹黄酮提取得率的计算

分别吸取 0.1 mg/mL 芦丁标准溶液 0、1 mL、2 mL、3 mL、4 mL、5 mL 于不同 10 mL 容量瓶中，加浓度为 30% 的乙醇到 5 mL，加 0.3 mL 浓度为 5%的亚硝酸钠溶液，摇匀，放 6 min；再加 0.3 mL 浓度为 10%的硝酸铝溶液，摇匀，放 6 min；加 4 mL 浓度 1 mol/L 的氢氧化钠溶液，用去离子水定容，摇匀，放 15 min。以 0 mL 为空白，在 510 nm 处测吸光度（李会端等，2013）。纵坐标为吸光度值，横坐标为芦丁浓度，绘制芦丁标准曲线（图 2-1），通过吸光度值和芦丁浓度获得回归直线方程 $y = 1.4694x + 0.0218$，相关系数 $R^2 = 0.9967$，线性关系良好。

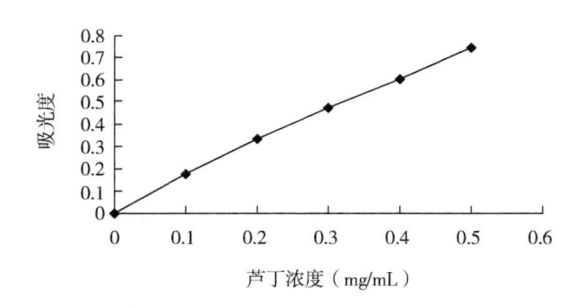

图 2-1　芦丁标准曲线

量取 1 mL 的玉竹黄酮提取液于 10 mL 容量瓶中，加浓度为 30% 的乙醇到 5 mL，加 0.3 mL 浓度为 5% 的亚硝酸钠溶液，摇匀，放 6 min；再加 0.3 mL 浓度为 10% 的硝酸铝溶液，摇匀，放 6 min；加 4 mL 浓度 1 mol/L 的氢氧化钠溶液，用去离子水定容，摇匀，放 15 min。以加 1 mL 的提取剂作空白对照，在 510 nm 处测吸光度，根据回归直线方程，算出玉竹提取液的黄酮浓度，根据公式（2-1）计算出提取得率。

$$玉竹黄酮的提取得率 = \frac{10 \times C \times V}{1000 \times m} \times 100\% \quad (2-1)$$

式中：m——玉竹粉的质量（g）；

V——提取液体积（mL）；

C——求出的黄酮的浓度（mg/mL）。

2.2.3 低共熔溶剂提取玉竹黄酮

2.2.3.1 低共熔溶剂制备方法

低共熔溶剂的种类较多，通过改变氢键受体和氢键供体之间不同的组合，与适量的蒸馏水结合，可以组成多种低共熔溶剂。例如摩尔比为 1∶2、含水量为 60% 的低共熔溶剂具体制备方法是先用天平称量低共熔混合物（两种或多种）共 40 g 放入 500 mL 的烧杯中，加入 60 mL 的蒸馏水，将烧杯放入水浴锅中，在 85 ℃ 水浴的条件下搅拌，直到溶液呈均一无色透明液体（搅拌时间约 30 min），所得到的无色透明液体即为低共熔溶剂。

2.2.3.2 低共熔溶剂提取玉竹黄酮操作方法

称取适量的玉竹粉加入已制备好的低共熔溶剂，在试验设定温度下恒温提取一定时间，然后将混合液用离心机于 5000 r/min 离心 15 min 后抽滤，得到的残渣再次加入与第一次提取等量的低共熔溶剂在相同的条件下进行二次提取，将两次提取的滤液合并即得玉竹黄酮提取液。

2.2.3.3 低共熔溶剂种类的确定

每组试验均取 10 g 玉竹粉，固定低共熔溶剂含水量 60%、料液比 1∶15、提取温度 45 ℃、提取时间 30 min 的情况下，分别选择氯化胆碱/尿素、氯化胆碱/乙二醇、氯化胆碱/葡萄糖、氯化胆碱/柠檬酸、氯化胆碱/丙三醇、甜菜碱/尿素、甜菜碱/乙二醇、甜菜碱/葡萄糖、甜菜碱/柠檬酸、甜菜碱/丙三醇共 10 组按照摩尔比为 1∶2 混合的两组分混合物；氯化胆碱/葡萄糖/柠檬酸、氯化胆碱/柠檬酸/丙三醇、氯化胆碱/尿素/乙二醇、甜菜碱/葡萄糖/柠檬酸、甜菜碱/柠檬酸/丙三醇、甜菜碱/尿素/乙二醇6组按照摩尔比1∶1∶2混合的三组分混合物；氯化胆碱/甜菜碱/葡萄糖/柠檬酸、氯化胆碱/甜菜碱/乙二醇/尿素、氯化胆碱/葡萄糖/柠檬酸/乙二醇、氯化胆碱/尿素/丙三醇/柠檬酸、甜菜碱/葡萄糖/柠檬酸/乙二醇、甜菜碱/尿素/丙三醇/柠檬酸6组按照摩尔比为1∶1∶2∶2混合的四组分混合物，共三类低共熔溶剂提取玉竹黄酮，计算每种低共熔溶剂对玉竹黄酮的提取得率，分析确定最佳低共熔溶剂种类。

2.2.3.4 低共熔溶剂组成比例的确定

每组试验均取10 g玉竹粉，固定低共熔溶剂的含水量60%、料液比1∶15、提取温度45 ℃、提取时间30 min的情况下，分别用氯化胆碱/乙二醇摩尔比例为5∶1、4∶1、3∶1、2∶1、1∶1、1∶2、1∶3、1∶4、1∶5的低共熔溶剂提取玉竹黄酮，计算各比例下玉竹黄酮的提取得率，分析确定最佳低共熔溶剂组成。

2.2.3.5 低共熔溶剂含水量的确定

每组试验均取玉竹粉10 g，固定低共熔溶剂比例1∶2、料液比1∶15、提取温度45 ℃、提取时间30 min的情况下，分别用含水量为90%、80%、70%、60%、50%、40%的低共熔溶剂提取玉竹黄酮，计算各溶剂含水量下玉竹黄酮的提取得率，分析确定最佳低共熔溶剂的含水量。

2.2.3.6 料液比的确定

每组试验均取玉竹粉10 g，固定低共熔溶剂比例1∶2、含水量40%、提取温度45 ℃、提取时间30 min的情况下，分别在料液比为1∶5、1∶10、1∶15、1∶20、1∶25时提取玉竹黄酮，计算各料液比下玉竹黄酮的提取得率，分析确定最佳料液比。

2.2.3.7 提取温度的确定

每组试验均取玉竹粉10 g，固定低共熔溶剂比例1∶2、含水量40%、料液比1∶10、提取时间30 min的情况下，分别在提取温度为30 ℃、35 ℃、40 ℃、45 ℃、50 ℃、55 ℃、60 ℃时提取玉竹中黄酮，计算各温度下玉竹黄酮的提取得率，分析确定最佳提取温度。

2.2.3.8 提取时间的确定

每组试验均取玉竹粉10 g，固定低共熔溶剂比例1∶2、含水量40%、料液比1∶10、提取温度45 ℃的情况下，分别提取15 min、30 min、45 min、60 min、

75 min、90 min 和 105 min，计算各提取时间下的玉竹黄酮提取得率，分析确定最佳提取时间。

2.2.3.9 低共熔溶剂提取玉竹黄酮的响应面试验

以提取温度、提取剂含水量、料液比和提取时间为因素，以单因素试验结果为中心，各因素各取三个水平进行响应面试验。以玉竹黄酮提取得率为试验评价指标，分析确定四因素的最佳组合方式。试验时每组试验均取 10 g 玉竹粉。

2.2.4 回流提取法提取玉竹黄酮

2.2.4.1 提取剂的确定

准确称取 15 g 玉竹粉置于磨口三角瓶中，制作 3 份，分别用无水乙醇、甲醇、丙酮三种不同溶剂在水浴温度 45 ℃、提取剂浓度 100%、料液比 1∶15、回流提取时间 40 min 的条件下对玉竹黄酮进行回流提取，计算玉竹黄酮提取得率，分析确定最佳提取剂的种类。

2.2.4.2 回流提取玉竹黄酮水浴温度的确定

准确称取 15 g 玉竹粉，加入 100% 提取剂 150 mL，控制回流提取的时间 40 min，分别在水浴温度 30 ℃、35 ℃、40 ℃、45 ℃、50 ℃、55 ℃、60 ℃ 的条件下对玉竹黄酮进行回流提取。计算玉竹黄酮提取得率，分析确定最佳水浴温度。

2.2.4.3 回流提取玉竹黄酮提取剂浓度的确定

准确称取 15 g 玉竹粉，加入提取剂 150 mL，回流提取时间 40 min，水浴温度 45 ℃，在 70%、75%、80%、85%、90%、95%、100% 的不同提取剂浓度下回流提取玉竹黄酮。计算玉竹黄酮提取得率，分析确定适宜的提取剂浓度。

2.2.4.4 回流提取玉竹黄酮料液比的确定

水浴温度 45 ℃、回流时间 40 min、提取剂浓度 70% 等参数不变的条件下，在 1∶3、1∶6、1∶9、1∶12、1∶15、1∶18 不同的料液比条件下回流提取玉竹中的黄酮，分析确定最佳料液比。

2.2.4.5 回流提取玉竹黄酮提取时间的确定

准确称取 12.5 g 玉竹粉，加入提取剂 150 mL，提取剂浓度 90%，水浴温度

45 ℃，在 20 min、40 min、60 min、80 min、100 min、120 min 的不同回流提取时间的条件下，对玉竹中的黄酮进行回流提取，分析确定最佳的提取时间。

2.2.4.6 回流提取玉竹黄酮的正交试验设计

以水浴温度、料液比、提取剂浓度、提取时间为因素，各因素选取三个水平，进行 $L_9(3^4)$ 正交试验，以玉竹黄酮提取得率为考察指标对正交试验进行结果分析，以确定四个因素的组合使用条件。

2.2.5 超声波辅助提取玉竹黄酮

2.2.5.1 超声波使用方式的确定

称取玉竹粉 50 g，75%乙醇作为提取剂，提取温度 40 ℃，料液比为 1∶10。分别进行 30 min 的间断超声提取（每超声 5 min 间断 5 min）和连续超声提取（无间断），分别计算提取得率，确定超声波的使用方式。

2.2.5.2 超声功率的确定

称取玉竹粉 15 g，75%乙醇作为提取剂，固定料液比为 1∶10，超声温度为 32 ℃，超声提取时间为 20 min，超声提取时的功率分别设为 65 W、130 W、195 W、260 W、325 W，计算不同功率下玉竹黄酮的提取得率，从而确定超声提取的最佳功率。

2.2.5.3 超声提取温度的确定

称取玉竹粉 15 g，75%乙醇作为提取剂，超声提取温度分别设为 22 ℃、27 ℃、32 ℃、37 ℃、42 ℃，计算不同超声温度下的玉竹黄酮的提取得率，确定适宜的超声提取温度。

2.2.5.4 超声提取时间的确定

称取玉竹粉 15 g，75%乙醇作为提取剂，超声提取时间分别设为 10 min、20 min、30 min、40 min、50 min，分析确定适宜的玉竹黄酮超声提取时间。

2.2.5.5 超声波辅助提取玉竹黄酮的正交试验

以超声功率、超声提取时间和提取温度为因素，以单因素试验结果为中心，每个因素各选取三个水平，进行三因素三水平的正交设计试验，从而确定玉竹黄酮最佳超声提取参数组合。试验时每组试验均取玉竹粉 15 g、料液比为 1∶15。

2.3 结果与分析

2.3.1 低共熔溶剂提取玉竹黄酮单因素试验结果

2.3.1.1 确定低共熔溶剂种类的试验结果

在固定其他条件的情况下，改变低共熔溶剂种类后的试验结果见表 2-1。

表 2-1 不同低共熔溶剂提取玉竹黄酮的提取得率

序号	组合物1	组合物2	组合物3	组合物4	摩尔比	提取得率（%）
1	氯化胆碱	尿素	—	—	1∶2	0.376
2	氯化胆碱	乙二醇	—	—	1∶2	0.483
3	氯化胆碱	柠檬酸	—	—	1∶2	0.432
4	氯化胆碱	丙三醇	—	—	1∶2	0.426
5	氯化胆碱	葡萄糖	—	—	1∶2	0.423
6	甜菜碱	尿素	—	—	1∶2	0.356
7	甜菜碱	乙二醇	—	—	1∶2	0.465
8	甜菜碱	柠檬酸	—	—	1∶2	0.412
9	甜菜碱	丙三醇	—	—	1∶2	0.404
10	甜菜碱	葡萄糖	—	—	1∶2	0.414
11	氯化胆碱	葡萄糖	柠檬酸	—	1∶1∶2	0.312
12	氯化胆碱	柠檬酸	丙三醇	—	1∶1∶2	0.305
13	氯化胆碱	尿素	乙二醇	—	1∶1∶2	0.301
14	甜菜碱	葡萄糖	柠檬酸	—	1∶1∶2	0.295
15	甜菜碱	柠檬酸	丙三醇	—	1∶1∶2	0.278
16	甜菜碱	尿素	乙二醇	—	1∶1∶2	0.291
17	氯化胆碱	甜菜碱	葡萄糖	柠檬酸	1∶1∶2∶2	0.275
18	氯化胆碱	甜菜碱	乙二醇	尿素	1∶1∶2∶2	0.312
19	氯化胆碱	葡萄糖	柠檬酸	乙二醇	1∶1∶2∶2	0.325

续表

序号	组合物1	组合物2	组合物3	组合物4	摩尔比	提取得率（%）
20	氯化胆碱	尿素	丙三醇	柠檬酸	1∶1∶2∶2	0.276
21	甜菜碱	葡萄糖	柠檬酸	乙二醇	1∶1∶2∶2	0.296
22	甜菜碱	葡萄糖	柠檬酸	乙二醇	1∶1∶2∶2	0.288

由表 2-1 数据可以看出，两组分低共熔混合物提取效果要好于三种或四种组分的低共熔混合物，可能是因为种类过多会引起不同试剂间的某些化学反应，影响黄酮的提取得率。其中在两组分混合物中氯化胆碱/乙二醇组成的试剂对黄酮的提取得率最高，并且这两种试剂无污染、绿色环保，因此选择氯化胆碱/乙二醇组成的低共熔溶剂为最佳提取剂。

2.3.1.2 确定低共熔溶剂配比的试验结果

在固定其他条件的情况下，改变低共熔溶剂组成比例后的试验结果见图 2-2。

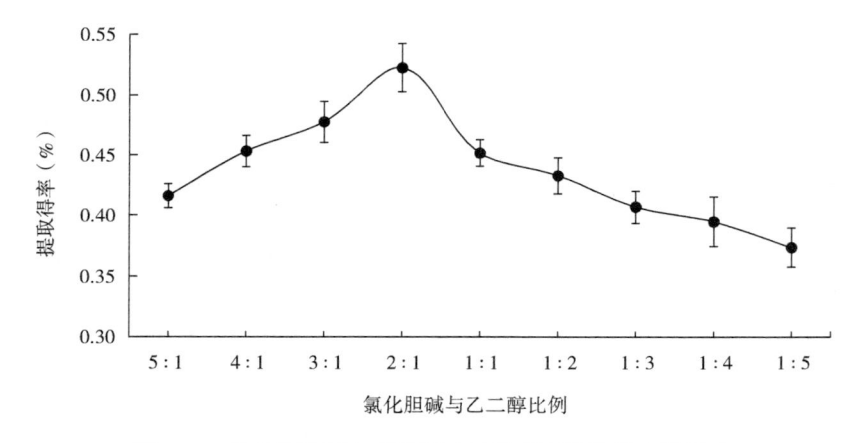

图 2-2 低共熔溶剂组成比例对玉竹黄酮提取得率的影响

由图 2-2 可以看出，随着氯化胆碱所占比例的减小，玉竹黄酮的提取得率先增大后减小，氯化胆碱与乙二醇的比例为 2∶1 时玉竹黄酮提取得率最高。氯化胆碱呈弱碱性，乙二醇呈弱酸性，二者在 2∶1 比例时溶剂的 pH 最适合玉竹黄酮的溶出。因此，选择比例为 2∶1 的氯化胆碱与乙二醇为最佳低共熔溶剂。

2.3.1.3 确定低共熔溶剂含水量的试验结果

在固定其他条件的情况下,改变低共熔溶剂含水量后的试验结果见图2-3。

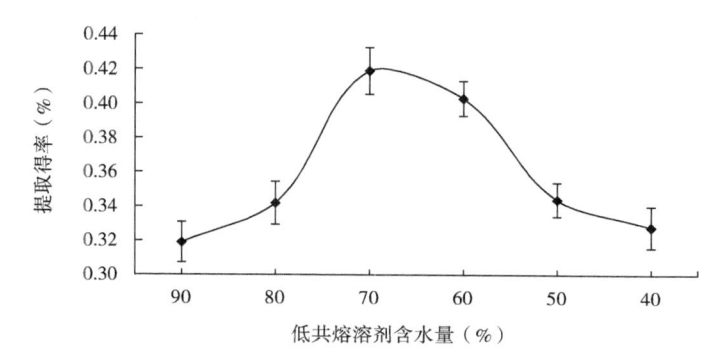

图2-3 低共熔溶剂含水量对玉竹黄酮提取得率的影响

由图2-3可以看出,随着低共熔溶剂含水量的减小,玉竹黄酮的提取得率先增大后减小,含水量70%时,玉竹黄酮提取得率最高,确定低共熔溶剂的最佳含水量为70%。

2.3.1.4 确定料液比的试验结果

在固定其他条件的情况下,改变料液比的试验结果见图2-4。

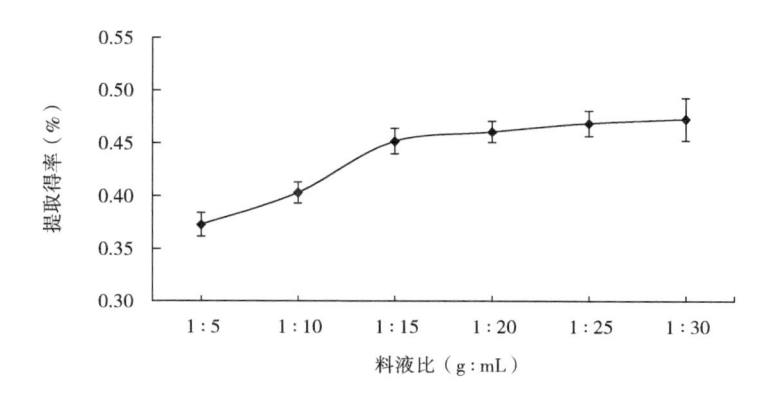

图2-4 低共熔溶剂法料液比对玉竹黄酮提取得率的影响

由图2-4可以看出,当增大料液比时,玉竹黄酮的提取得率也会随之变大,但是当料液比增大为1∶15以后,玉竹黄酮提取得率的增加幅度明显减小,趋近于直线,说明增加料液比对提取玉竹黄酮已无意义。同时,增大料液比,还会造成提取剂浪费,增加试验成本。所以,选择料液比为1∶15最为合适。

2.3.1.5 确定提取温度的试验结果

在固定其他条件的情况下,改变提取温度后的试验结果见图2-5。

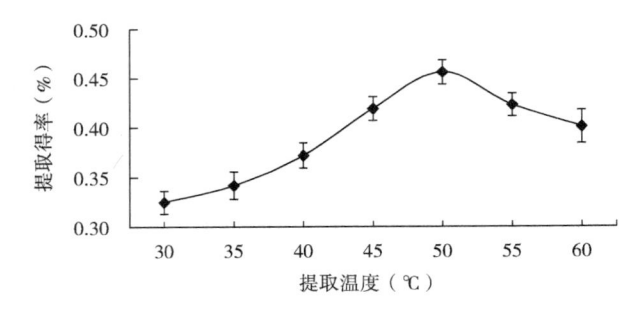

图2-5 提取温度对低共熔溶剂提取玉竹黄酮提取得率的影响

由图2-5可以看出,当低共熔溶剂提取玉竹黄酮的提取温度在50 ℃以下时,玉竹黄酮提取得率随提取温度的升高而增大;当提取温度超过50 ℃时,玉竹黄酮的提取得率开始逐渐下降;当提取温度为50 ℃时,黄酮的提取得率最大。温度过高,可能会导致杂质在低共熔溶剂中更易溶解,致使黄酮的提取得率下降。因此,确定最适宜提取温度为50 ℃。

2.3.1.6 确定提取时间的试验结果

在固定其他条件的情况下,改变提取时间后的试验结果见图2-6。

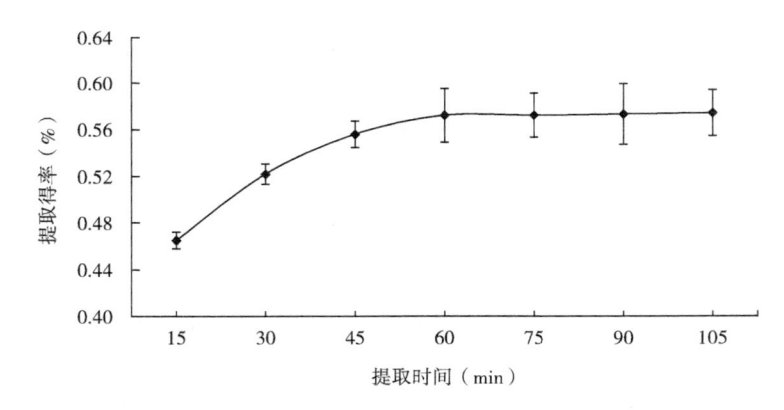

图2-6 低共熔溶剂法提取时间对玉竹黄酮提取得率的影响

由图 2-6 可以看出，低共熔溶剂法提取时间在 15~60 min 内，玉竹黄酮的提取得率随着低共熔溶剂提取时间的延长而逐渐增大；提取时间超过 60 min 后，玉竹黄酮提取得率几乎保持不变，说明延长提取时间已不能有助于提取得率的提高。因此，低共熔溶剂提取玉竹黄酮的最适时间为 60 min。

2.3.2 低共熔溶剂提取玉竹黄酮响应面试验结果

以料液比（C）、低共熔溶剂含水量（B）、提取温度（A）和提取时间（D）为因素，进行的响应面试验设计见表 2-2，试验结果见表 2-3，显著性检验与方差分析见表 2-4。

表 2-2　玉竹黄酮提取工艺响应面试验设计

水平	A 提取温度（℃）	B 低共熔剂含水量（%）	C 料液比	D 提取时间（min）
-1	45	60	1：20	45
0	50	70	1：15	60
1	55	80	1：10	75

表 2-3　低共熔溶剂提取玉竹黄酮响应面分析设计及结果

试验号	A 提取温度（℃）	B 提取剂含水量（%）	C 料液比	D 提取时间（min）	黄酮得率（‰）
1	0	0	0	0	5.215
2	0	0	-1	-1	4.369
3	0	1	0	1	4.862
4	0	0	0	1	5.168
5	0	0	0	0	5.164
6	0	0	0	0	5.228
7	0	0	-1	1	4.388
8	-1	0	1	0	4.364
9	1	0	0	1	4.696
10	0	-1	0	-1	4.359
11	-1	0	0	-1	4.589
12	1	0	1	0	4.729
13	0	0	0	0	5.218
14	1	0	-1	0	4.038

续表

试验号	A 提取温度（℃）	B 提取剂含水量（%）	C 料液比	D 提取时间（min）	黄酮得率（‰）
15	1	0	0	-1	4.162
16	0	0	0	0	5.209
17	0	1	-1	0	4.662
18	0	1	0	-1	4.882
19	1	-1	0	0	4.651
20	0	-1	1	0	4.771
21	-1	-1	0	0	4.987
22	0	0	1	-1	4.107
23	1	1	0	0	4.884
24	0	0	1	1	4.912
25	1	1	0	0	4.808
26	1	0	0	1	4.755
27	0	-1	-1	0	4.626
28	0	1	1	0	4.912
29	-1	0	-1	0	4.693

利用 Design-Expert 8.0.6 软件，建立提取温度、提取剂含水量、料液比、提取时间四个因素的数学回归模型为：

$Y = 5.21 - 0.086A + 0.037B + 0.085C + 0.19D + 0.10AB + 0.25AC + 0.092AD + 0.026BC - 0.21BD + 0.20CD - 0.32A^2 - 0.047B^2 - 0.42C^2 - 0.34D^2$

表 2-4 回归模型显著性检验与方差分析

来源	平方和	自由度	均方	F 值	P 值	显著性
模型	3.27	14	0.23	176.59	< 0.0001	＊＊
A-提取温度	0.089	1	0.089	67.66	< 0.0001	＊＊
B-提取剂含水量	0.017	1	0.017	12.65	0.032	
C-料液比	0.087	1	0.087	65.46	< 0.0001	＊＊
D-提取时间	0.45	1	0.45	337.26	< 0.0001	＊＊

续表

来源	平方和	自由度	均方	F 值	P 值	显著性
AB	0.042	1	0.042	32.10	<0.0001	**
AC	0.26	1	0.26	196.76	<0.0001	**
AD	0.034	1	0.034	25.61	0.0002	
BC	2.756×10^{-3}	1	2.756×10^{-3}	2.09	0.1708	
BD	0.17	1	0.17	129.97	<0.0001	**
CD	0.15	1	0.15	116.84	<0.0001	**
A^2	0.68	1	0.68	516.64	<0.0001	**
B^2	0.015	1	0.015	11.06	0.0050	
C^2	1.16	1	1.16	876.36	<0.0001	**
D^2	0.74	1	0.74	560.11	<0.0001	**
残差	0.019	14	1.322×10^{-3}			
失拟项	0.016	10	1.603×10^{-3}	2.59	0.1865	
纯误差	2.479×10^{-3}	4	6.197×10^{-3}			
总计	3.29	28				

$R^2=0.9944 \quad R_{\text{Adj}}^2=0.9887$

从表 2-4 可看出，一次项中，A（提取温度）、C（料液比）、D（提取时间）对低共熔溶剂提取玉竹黄酮的得率有极显著的影响，B（提取剂含水量）对低共熔溶剂提取玉竹黄酮得率的线性效应显著；A^2、B^2、C^2、D^2 对低共熔溶剂提取玉竹黄酮得率的影响均极显著。此模型的失拟项 P 值为 0.1865，不显著，相关系数 $R^2=0.9944$、$R_{\text{Adj}}^2=0.9887$，说明试验所选用的回归模型与实际得出的数据误差小，能较好反应出各因素与提取玉竹黄酮得率之间的关系。由 F 值可以看出，因素 A、C、D 对试验结果的影响较大，而 B（提取剂含水量）对低共熔溶剂提取玉竹黄酮的影响相对较小。

由图 2-7 可知，试验选取的四个因素对低共熔溶剂提取玉竹黄酮过程都有显著的影响。其中，料液比对玉竹黄酮提取得率的影响最为显著，图中曲面陡峭；而提取剂含水量和提取温度的影响较其他因素来讲相对较小。

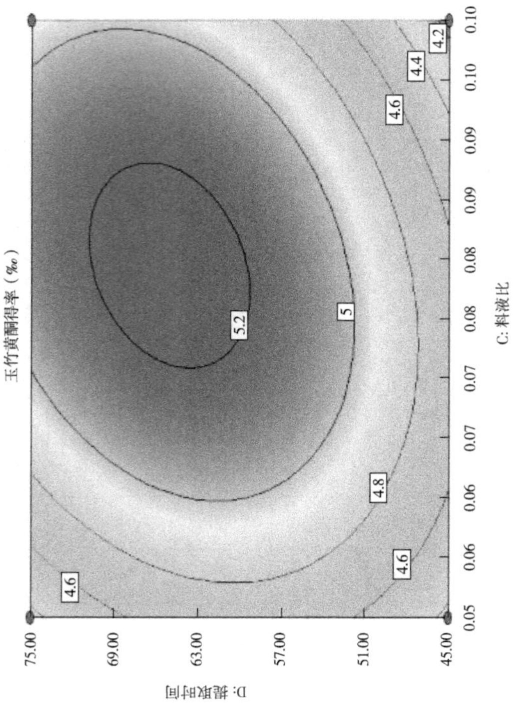
玉竹黄酮得率（‰）
D: 提取时间
C: 料液比
75.00
69.00
63.00
57.00
51.00
45.00
0.05
0.06
0.06
0.07
0.07
0.08
0.08
0.09
0.09
0.10
0.10
4.2
4.4
4.6
5.2
5
4.8
4.6
4.6

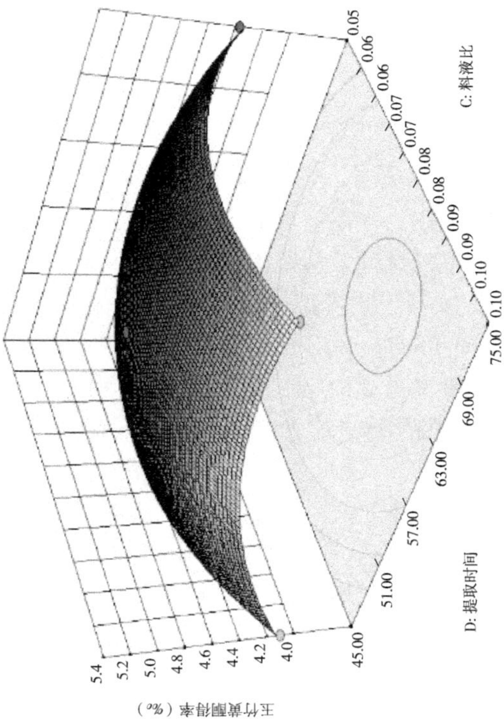
玉竹黄酮得率（‰）
5.4
5.2
5.0
4.8
4.6
4.4
4.2
4.0
D: 提取时间
45.00
51.00
57.00
63.00
69.00
75.00
C: 料液比
0.05
0.06
0.06
0.07
0.07
0.08
0.08
0.09
0.09
0.10
0.10

图2-7

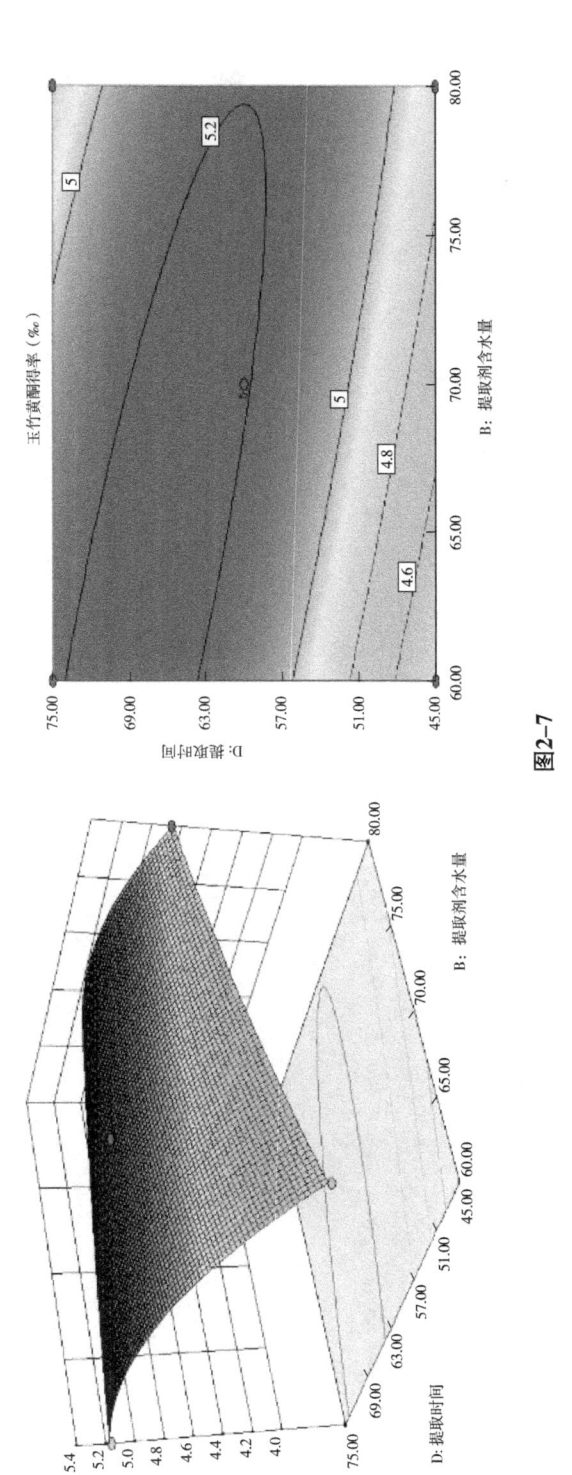

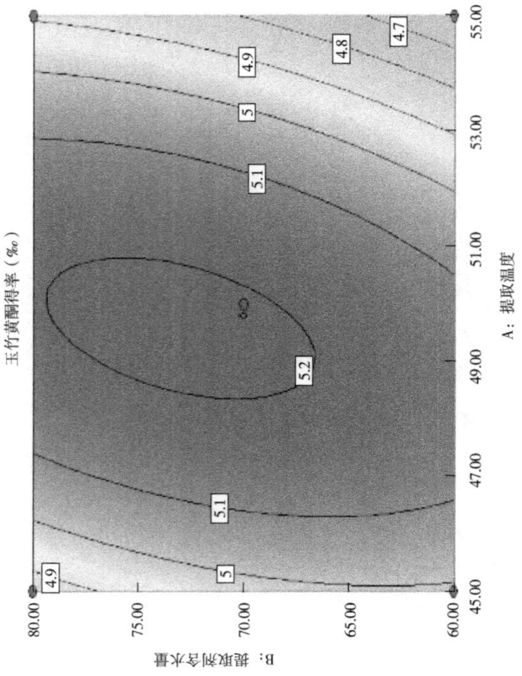

玉竹黄酮得率（‰）
A：提取温度
B：提取剂含水量
45.00
47.00
49.00
51.00
53.00
55.00
60.00
65.00
70.00
75.00
80.00
4.7
4.8
4.9
5
5.1
5.2

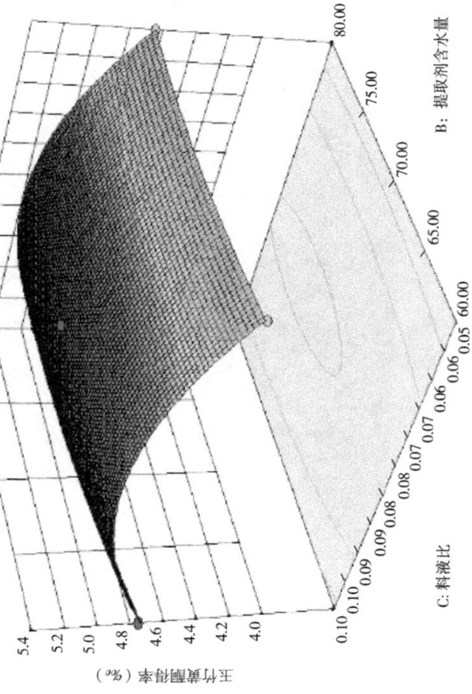

玉竹黄酮得率（‰）
B：提取剂含水量
C: 料液比
4.0
4.2
4.4
4.6
4.8
5.0
5.2
5.4
60.00
65.00
70.00
75.00
80.00
0.05
0.06
0.06
0.07
0.07
0.08
0.08
0.09
0.09
0.10
0.10

图2-7

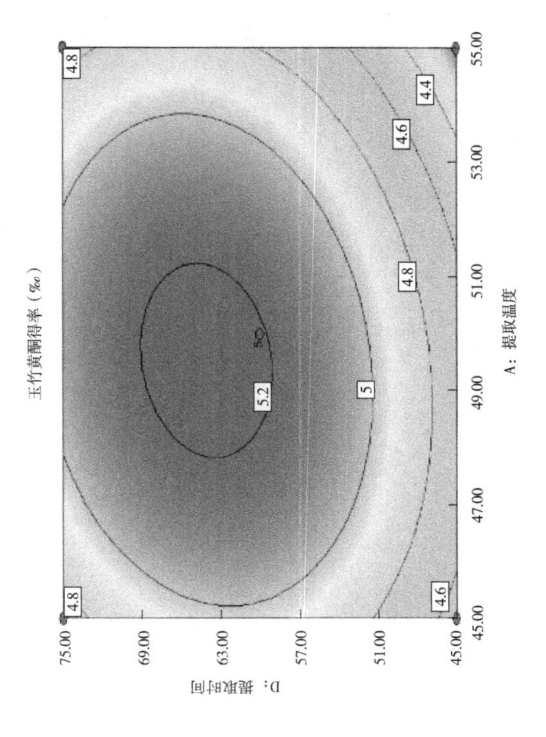

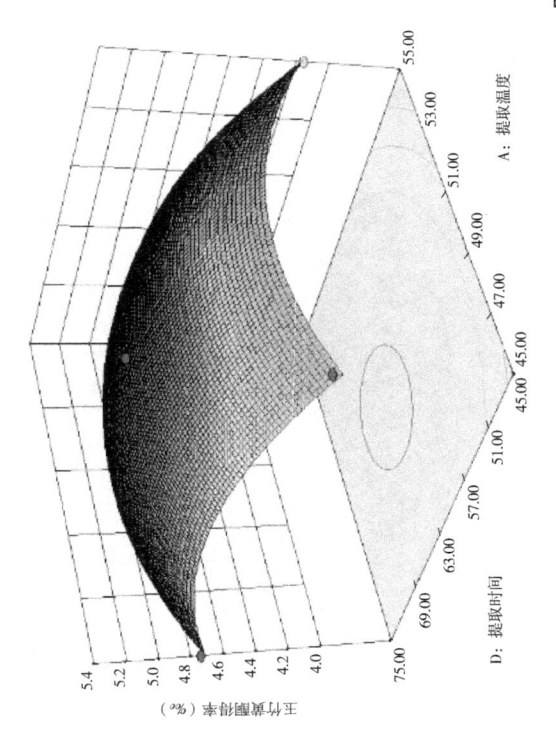

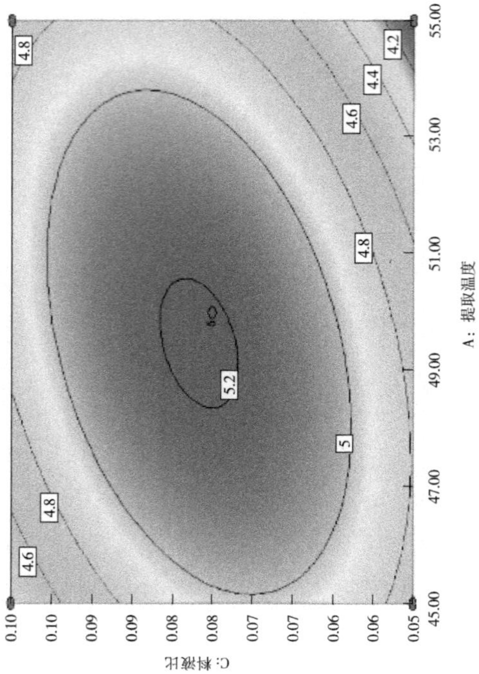
玉竹黄酮得率（‰）
A：提取温度
C: 料液比
45.00 47.00 49.00 51.00 53.00 55.00
0.05 0.06 0.06 0.07 0.07 0.08 0.08 0.09 0.09 0.10 0.10
4.2
4.4
4.6
4.8
5
5.2
6

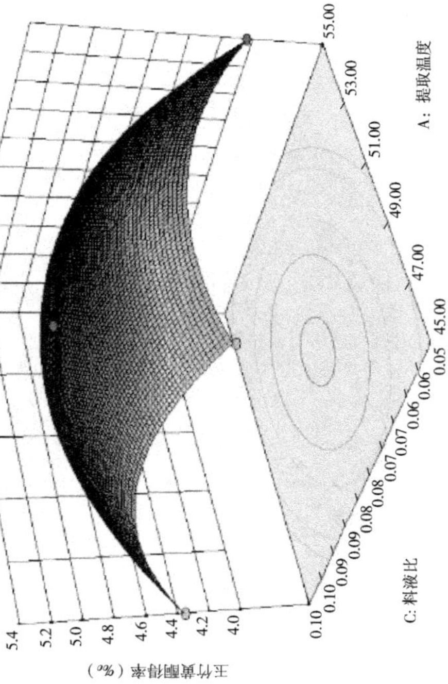
玉竹黄酮得率（‰）
A：提取温度
C: 料液比
4.0 4.2 4.4 4.6 4.8 5.0 5.2 5.4
45.00 47.00 49.00 51.00 53.00 55.00
0.05 0.06 0.06 0.07 0.07 0.08 0.08 0.09 0.09 0.10 0.10

彩图

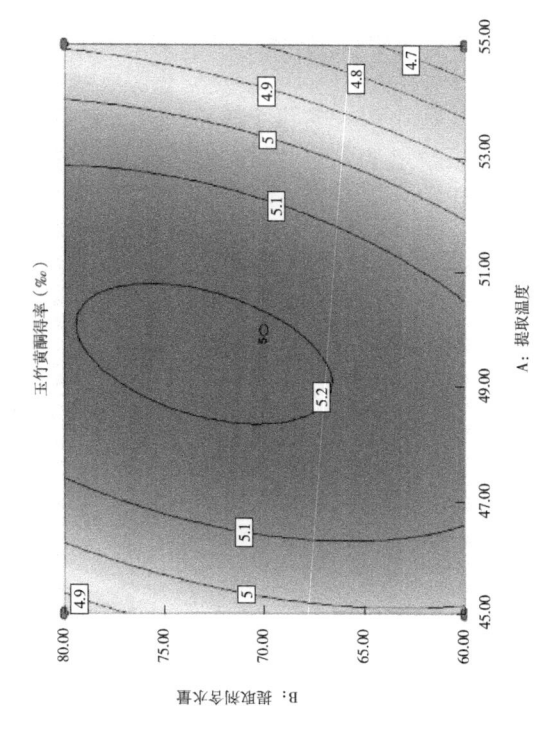

图2-7　各因素交互作用等高线及响应面

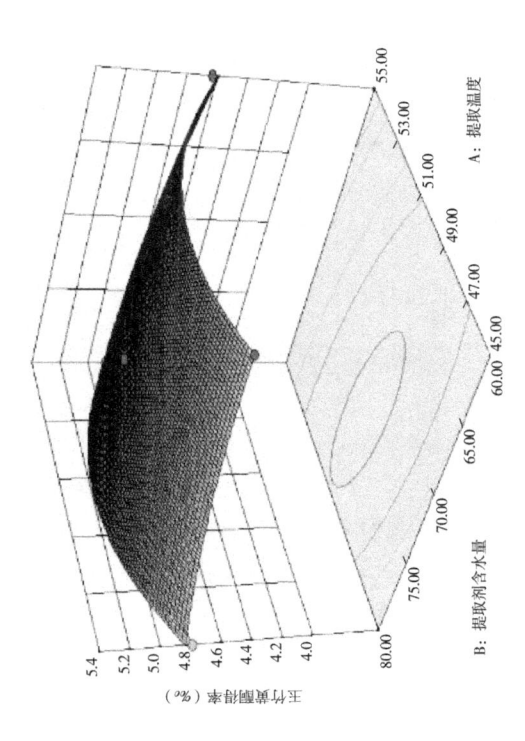

通过响应面分析得到低共熔溶剂提取玉竹黄酮的适宜操作条件为提取温度 45 ℃、提取剂含水量 70%、料液比为 1∶10、提取时间 60 min，在此条件下所得的玉竹黄酮的理论提取得率为 6.18‰。按此条件进行验证试验，玉竹黄酮的实际提取得率为 6.15‰，与理论差距很小，证明响应面模型预测玉竹黄酮提取得率是可行的。

2.3.3 回流提取玉竹黄酮的单因素试验结果

2.3.3.1 确定最佳提取溶剂种类的试验结果

选用甲醇、无水乙醇、丙酮为提取剂提取玉竹黄酮的试验结果见图 2-8。

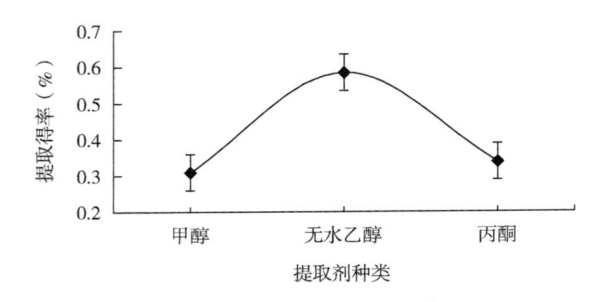

图 2-8 不同溶剂对玉竹黄酮提取得率的影响

由图 2-8 可以看出，3 种溶剂对玉竹黄酮的提取率由高到低的顺序是无水乙醇>丙酮>甲醇。乙醇是一种常见的有机溶剂，具有良好的溶解性，能够在室温下溶解许多化合物。与其他类似的有机溶剂相比，乙醇的价格相对较低，易于获得，提取成本低。故选择乙醇作为最佳提取剂。

2.3.3.2 确定最佳水浴温度的试验结果

保持其他试验参数不变的情况下，改变水浴温度来回流提取玉竹黄酮的试验结果见图 2-9。

由图 2-9 可知，随着水浴温度的升高，玉竹黄酮的提取得率呈现出先升高后逐渐下降的趋势，温度在 45 ℃ 时提取率最高。在 30~45 ℃ 时，水浴温度升高可能促使玉竹中黄酮类物质扩散到提取溶剂中，玉竹粉与提取溶剂接触面积增大，故提取率升高（吴功庆等，2018）。当回流提取温度超过 45 ℃ 后，由于温度过高可能会使玉竹中的黄酮物质遭到破坏，提取率下降（徐春燕等，2015）。因此，水浴温度 45 ℃ 最为合适。

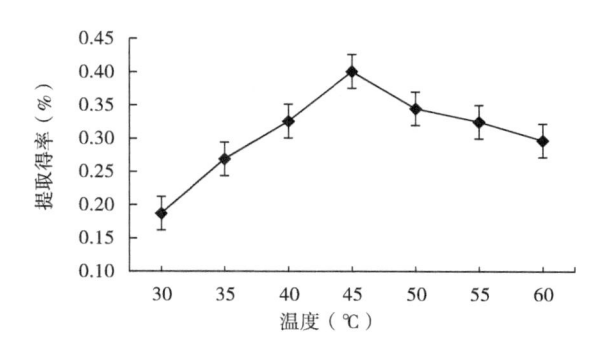

图 2-9　水浴温度对玉竹黄酮提取得率的影响

2.3.3.3　确定最佳乙醇浓度的试验结果

在回流提取温度、时间和提取剂用量等参数都不变的条件下，不同乙醇浓度对玉竹黄酮提取得率的影响见图 2-10。

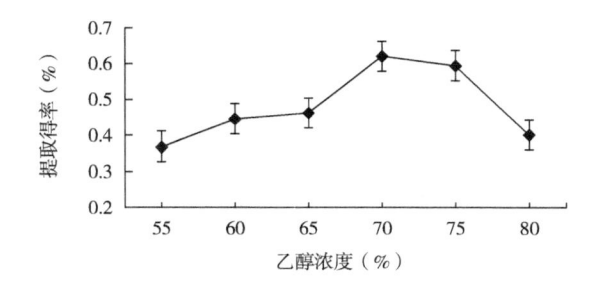

图 2-10　乙醇浓度对玉竹黄酮提取得率的影响

由图 2-10 可以看出，随着乙醇浓度的升高，黄酮提取得率呈现出先升高后下降的趋势，浓度在 70% 时最高。乙醇浓度在 70% 以下时，可能由于乙醇浓度过低，玉竹中的多糖易被溶出，影响提取效果。乙醇浓度超过 70% 后，可能是玉竹中与黄酮分子极性相近的化合物被溶出，导致提取得率下降。确定回流提取玉竹黄酮时乙醇的适宜浓度为 70%。

2.3.3.4　确定最佳料液比的试验结果

料液比对玉竹黄酮得率的影响较显著，试验结果如图 2-11 所示。

由图 2-11 可以看出，随着料液比的改变，玉竹黄酮的提取得率先增大后基本不变。料液比偏小时，提取剂用量较小，黄酮向提取剂中的扩散速度受到影响，从而降低了提取得率。料液比较大时，黄酮的提取得率增加幅度很小，经济

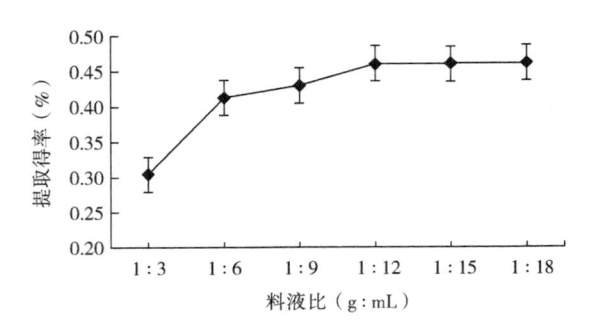

图2-11 料液比对玉竹黄酮提取得率的影响

性不高。因此从降低操作成本角度考虑，料液比为1∶12时最佳。

2.3.3.5 确定最佳提取时间的试验结果

由图2-12可以看出，在20~80 min时玉竹黄酮提取得率逐渐上升，在80~120 min时黄酮提取率基本趋于稳定。适当延长回流提取时间，玉竹粉与提取溶剂能够充分接触，有利于玉竹粉中黄酮扩散到溶剂中，提取得率显著升高。确定适宜的回流提取间为80 min。

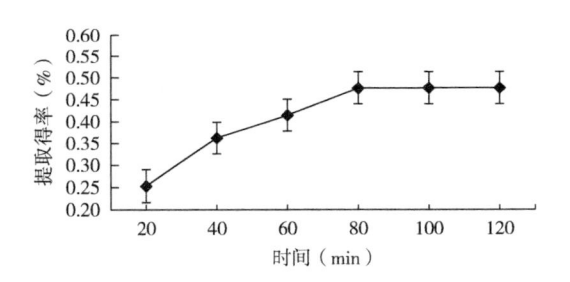

图2-12 提取时间对玉竹黄酮提取得率的影响

2.3.4 回流提取玉竹黄酮的正交试验结果

以水浴温度（A）、乙醇浓度（B）、料液比（C）、提取时间（D）为因素的回流提取玉竹黄酮 $L_9(3^4)$ 正交试验设计见表2-5，试验结果见表2-6。

表2-5 回流提取玉竹黄酮正交试验设计

水平	A 水浴温度（℃）	B 乙醇浓度（%）	C 料液比（g∶mL）	D 提取时间（min）
1	40	65	1∶9	40

续表

水平	A 水浴温度（℃）	B 乙醇浓度（%）	C 料液比（g：mL）	D 提取时间（min）
2	45	70	1：12	60
3	50	75	1：15	80

表 2-6　回流提取法提取玉竹黄酮的正交试验结果

实验号	A 水浴温度（℃）	B 乙醇浓度（%）	C 料液比（g：mL）	D 提取时间（min）	提取得率（%）
1	1	1	1	1	0.333
2	1	2	2	2	0.448
3	1	3	3	3	0.529
4	2	1	2	3	0.405
5	2	2	3	1	0.413
6	2	3	1	2	0.475
7	3	1	3	2	0.497
8	3	2	1	3	0.467
9	3	3	2	1	0.494
K_1	1.310	1.235	1.275	1.240	
K_2	1.293	1.328	1.347	1.420	
K_3	1.458	1.498	1.439	1.401	
$\overline{K_1}$	0.437	0.412	0.425	0.413	
$\overline{K_2}$	0.431	0.443	0.449	0.473	
$\overline{K_3}$	0.486	0.499	0.480	0.467	
R	0.055	0.087	0.055	0.060	

由表 2-6 回流提取法提取玉竹黄酮的正交试验结果可以看出，由表中 R 的大小可知，乙醇浓度>提取时间>料液比＝水浴温度，四个因素的最佳组合方式是 $A_3B_3C_3D_2$，即水浴温度 50 ℃，乙醇浓度 75%，料液比 1：15，提取时间 60 min。

对正交试验确定的最佳参数组合进行验证试验，三次试验的玉竹黄酮提取得率平均值为 0.545%，高于正交试验中的最高提取得率，确定正交试验结果有效。

2.3.5 超声波辅助提取玉竹黄酮的单因素试验结果

2.3.5.1 确定超声波使用方式的试验结果

间断超声提取玉竹黄酮的得率为 0.417%，而连续超声提取玉竹黄酮的得率为 0.482%，试验结果表明连续超声的提取得率高于间断超声的提取得率，确定超声提取玉竹黄酮的最佳超声波使用方式为连续超声。

2.3.5.2 确定超声波功率的试验结果

固定其他因素，选取不同超声功率对玉竹黄酮进行提取，试验结果见图 2-13。

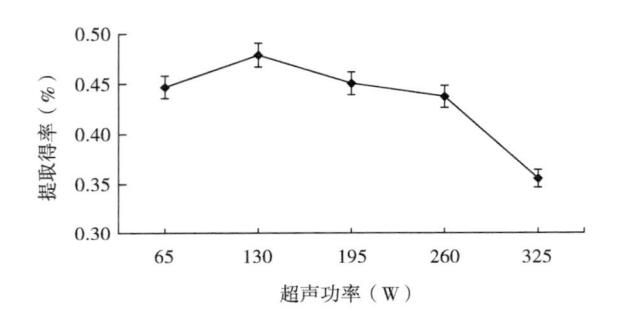

图 2-13 超声功率对玉竹黄酮提取得率的影响

从图 2-13 可以看出，随着超声波功率的增加，玉竹黄酮的提取得率先增大后减小，功率在 130 W 时提取率时最高。产生这种现象的原因可能是由于超声功率增大，超声工作时所产生的空化效应增大，增大了提取剂的穿透力。当超声提取功率提高到 260 W 时，玉竹黄酮的提取得率下降并不明显；但当超声波功率继续提高到 325 W 时，玉竹黄酮的提取得率大幅度下降，其原因可能是由于功率过大破坏了黄酮中的有效成分。所以，最佳超声功率确定为 130 W。

2.3.5.3 确定超声提取温度的试验结果

固定其他因素，不同超声提取温度条件下玉竹黄酮的提取得率情况见图 2-14。

由图 2-14 可以看出，玉竹黄酮提取得率随着提取温度的升高而增大，当超声提取温度达到 32 ℃时，玉竹黄酮提取得率达到最高；提取温度继续升高后，提取得率开始下降。其原因可能是超声温度过高时会造成黄酮分解或者加速黄酮的氧化反应，从而降低提取得率。

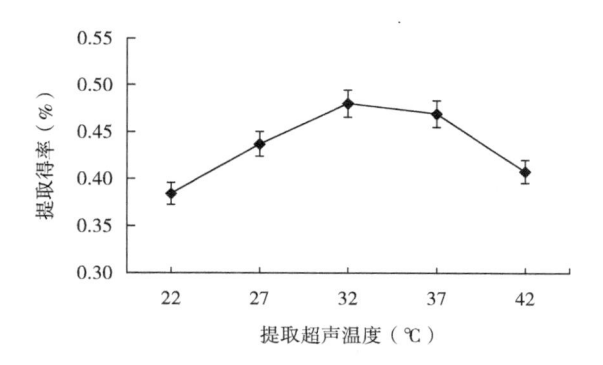

图 2-14 超声温度对玉竹黄酮提取率的影响

2.3.5.4 确定超声提取时间的试验结果

不同超声提取时间对玉竹黄酮提取得率的影响情况见图 2-15。

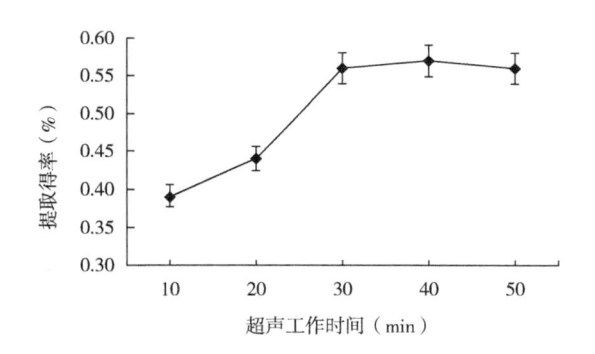

图 2-15 超声提取时间对玉竹黄酮提取得率的影响

由图 2-15 可以看出，随着超声提取时间的增加，玉竹黄酮的提取得率也随着增加，当提取时间达到 30 min 时，提取得率最高；之后继续延长提取时间，玉竹黄酮的提取得率基本不变。适当延长提取时间有助于玉竹黄酮的溶出，当提取得率已充分高时再延长提取时间已无意义，确定适宜的超声提取时间为 30 min。

2.3.6 超声波辅助提取玉竹黄酮的正交试验结果

以超声波功率（A）、超声提取时间（C）和超声提取温度（B）为因素的正交试验设计见表 2-7，试验结果见表 2-8。

表 2-7　超声提取玉竹黄酮正交试验设计

水平	A 超声功率（W）	B 超声提取温度（℃）	C 超声提取时间（min）
1	65	27	20
2	130	32	30
3	195	37	40

表 2-8　超声波辅助提取玉竹黄酮的正交试验结果

试验号	A 超声波功率（W）	B 超声提取温度（℃）	C 超声提取时间（min）	平均提取得率（%）
1	1	1	1	0.517
2	1	2	2	0.578
3	1	3	3	0.505
4	2	1	2	0.541
5	2	2	3	0.599
6	2	3	1	0.504
7	3	1	3	0.519
8	3	2	1	0.571
9	3	3	2	0.514
K_1	1.600	1.577	1.592	
K_2	1.644	1.748	1.633	
K_3	1.604	1.523	1.694	
$\overline{K_1}$	0.533	0.526	0.531	
$\overline{K_2}$	0.548	0.583	0.565	
$\overline{K_3}$	0.535	0.508	0.544	
R	0.015	0.075	0.034	

由表 2-8 可以看出，5 号试验的黄酮提取得率最高，可能是由于超声波功率、超声提取温度、提取时间均是较合理的，但该试验未必是最佳提取组合方式。对正交试验结果进行分析可知，影响超声波辅助提取玉竹黄酮得率的因素大小为 B>C>A，即超声提取温度>超声提取时间>超声波功率，对玉竹黄酮提取得率影响最大的因素为超声提取温度，影响最小的为超声波功率。最佳提取方式组

合为 $A_2B_2C_2$，即超声功率为 130 W、超声提取温度为 32 ℃、超声提取时间为 30 min。用此条件重新进行超声波辅助提取玉竹黄酮，提取得率平均值为 0.621%，高于正交试验中的最好水平，证明此组合提取效果最佳。

2.4 讨论

本研究以玉竹根粉为研究对象，采用低共熔溶剂来提取玉竹黄酮，可最大限度保护玉竹黄酮的天然生物学活性，方便后续研究玉竹黄酮的生物学活性。

与传统的有机溶剂提取黄酮方法相比，低共熔溶剂具有绿色环保的特点，不具有刺激性气味，不用担心残留问题，提取黄酮后的玉竹根粉仍能继续用作其他加工的原料。本研究所用的低共熔溶剂均是生活中常用的无毒溶剂，还具有一定的药理作用，水溶性好，不用担心残留问题。提取完后可用乙酸乙酯萃取黄酮，低共熔溶剂可循环使用。用低共熔溶剂来提取玉竹黄酮具有色素溶解度低、黄酮溶解度较高的特点。

回流提取玉竹黄酮的得率受多种因素制约，本试验过程中得到的回流提取玉竹黄酮得率为 0.545%，可能受试验操作条件的影响导致得率偏低。出于保护玉竹黄酮不发生高温变性，试验采用低温提取。为确保提取剂能够回流，必须采用低压与之配合使用，这可能会导致回流时流速过快，致使提取不彻底。超声波辅助提取是常用的提取天然活性成分的方法，提取率高，操作时间短，本试验的玉竹黄酮提取得率为 0.621%，证明在玉竹黄酮提取时采用超声波辅助的提取效果较好。低共熔溶剂提取玉竹黄酮的提取得率可达 0.615%，相比超声波辅助提取法而言，得率接近，但产物纯度高，杂质容易去除，不失为一种提取好方法。有机溶剂提取黄酮利用溶剂极性和提取物的极性大小关系来选择溶剂，但低共熔溶剂提取法的溶剂选择却没有统一准则，需要在实践中去检验和寻找合适的溶剂。

2.5 本章结论

以乙醇为提取剂，采用回流法提取玉竹黄酮的适宜操作条件为水浴温度 50 ℃，乙醇浓度 75%，料液比 1∶15，提取时间 60 min，玉竹黄酮提取得率为 0.545%。以 75%乙醇为提取剂，按 1∶15 的料液比添加提取剂，在超声功率为 130 W、超声提取温度为 32 ℃、超声提取时间为 30 min 的条件下超声提取玉竹黄酮，得率可达 0.621%。

以氯化胆碱/乙二醇按 2∶1 比例组合使用为最佳提取剂，以玉竹黄酮提取得率作为考查指标，研究确定了低共熔溶剂法提取玉竹黄酮的最佳工艺操作参数。

氯化胆碱/乙二醇提取剂的适宜含水量为70%，提取玉竹黄酮时按1∶10的料液比添加低共熔溶剂，适宜的提取温度为45 ℃，最适的提取时间为60 min，在此条件下玉竹黄酮的提取得率可达0.615%，接近其他提取方法的最好水平。低共熔溶剂提取玉竹黄酮操作简便，无污染，绿色环保，成本低，为能更好地研究玉竹黄酮特性和开发玉竹功能食品提供理论参考。

第 3 章　玉竹黄酮的纯化方法研究

不管用何种方法从玉竹中提取出来的黄酮提取物都含有大量杂质，需要纯化后才能应用。目前用来纯化黄酮提取液的方法有大孔树脂吸附法、高速逆流色谱法、柱层析法、薄层层析法等，其中大孔树脂吸附法因具有操作简单、使用溶剂少、树脂可重复使用等优点应用较多（李洋益，2017），广泛应用于制药及天然植物中活性成分如黄酮、生物苷、生物碱等化合物的分离纯化过程（李楠，2008；周林等，2003）。高速逆流色谱技术（HSCCC）是近年来新兴的一种纯化分离技术，具有单次上样量大、分离速度快等特点（韩利文等，2010；陈小芬等，2011；管仁军等，2011）。目前，没有应用高速逆流色谱来对玉竹黄酮提取液进行纯化的报道。本章研究利用高速逆流色谱来纯化玉竹黄酮提取液的适宜操作条件，并与大孔树脂纯化方法进行对比，确定纯化玉竹黄酮提取液的适宜方法。

3.1　试验材料

3.1.1　材料与试剂

玉竹，购买于吉林省白山市松江河县；乙酸乙酯、甲醇、无水乙醇、亚硝酸钠、亚硝酸铝、氢氧化钠、冰醋酸、石油醚、正己烷、三氯甲烷、正丁醇、盐酸、氯化铁、磷酸、氯化铝、镁粉，均为分析纯；色谱乙腈，美国 INC 公司；芦丁标准品，上海士锋生物科技有限公司；大孔树脂 D101、HPD826、DA201、AB8、AB6、X-5、DM301、S-8，天津市光复精细化工研究所；蒸馏水，现制。

3.1.2　主要仪器

HHS-11-2 电热恒温水浴锅，上海博讯实业有限公司医疗设备厂；TDL-5-A 低速大容量离心机，上海安亭科学仪器厂；KDBNI-A500 电子天平，台湾巨林樱花企业；RE-52A 旋转蒸发仪，山东鄄城华鲁电热仪器有限公司；SHZ-D（Ⅲ）循环水式真空泵，巩义市予华仪器有限责任公司；TBE-300C 型高速逆流色谱仪（HSCCC）（配置 2000D-UV 紫外检测仪，TBP-5002 计量泵，DC-0506 低温恒温槽），上海同田生物技术股份有限公司；SPD-20A 分析型高效液相色谱仪，日本岛津公司；Xbridge C18 色谱柱（4.6 mm×250 mm 5 μm），美国 waters；CS-80AL 数显超声波清洗器，上海君翼仪器设备有限公司；UV-2600 紫外可见分光光度计，日本岛津公司；FA1604A 分析天平，上海精密电子仪器有限公司；LAN-10-L 实验室超纯水器，重庆力德高端水处理设备研发有限公司；DHL-A 电脑恒流泵，上海青浦沪西仪器厂；ϕ1.6 cm×50 cm 玻璃层析柱、注射器等。

3.2 试验方法

3.2.1 玉竹黄酮提取液纯化前处理

将低共熔溶剂提取的玉竹黄酮粗提液用乙酸乙酯萃取两次，合并萃取液，用旋转蒸发器蒸干，重新用少量 15%乙醇溶液溶解即得玉竹黄酮浸膏。

3.2.2 应用 HSCCC 纯化玉竹黄酮的操作条件优化

将玉竹黄酮浸膏用 10 倍量的纯净水稀释，超声波助溶并混悬均匀，用石油醚脱色后用乙酸乙酯萃取，收集乙酸乙酯层，旋转蒸发蒸干。再用少量 HSCCC 流动相溶解，超声混悬均匀后待上机。

3.2.2.1 HSCCC 目标收集峰的确定

为确定玉竹黄酮经 HSCCC 处理后色谱峰的成分是否是黄酮类成分，并了解 HSCCC 出峰情况，先尝试用三氯甲烷—甲醇—水（4∶3∶2）溶剂体系作为流动相，设定流动相的流速为 2 mL/min、HSCCC 的转速为 750 r/min、HSCCC 柱温为 25 ℃、检测器波长为 280 nm、上样量 20 mL。分别收集 HSCCC 各峰的流出液，并对各峰的流出液按表 3-1 设计的黄酮定性检验方法进行检验，以确定 HSCCC 目标收集峰。

表 3-1 玉竹黄酮和非黄酮成分的定性检验方法

序号	检验方法	定性现象
1	$AlCl_3$ 反应/$AlCl_3$+HCl 反应	加热或长时间放置后，溶液呈绿色；紫外荧光增强，并使吸收带红移，加入盐酸后，吸收带蓝移
2	$FeCl_3$ 反应	溶液变绿，并出现黑色沉淀
3	HCl-Mg 反应	产生棕红色泡沫或溶液变浅红色、红色
4	强碱液反应	溶液黄色加深或变为棕黄色

3.2.2.2 HSCCC 最佳检测波长的确定

收集 HSCCC 各峰流出液,对符合玉竹黄酮定性检验现象的峰液用旋转蒸发蒸干流动相,再用 60%甲醇溶解,过 0.45 μm 滤膜后用紫外分光光度计进行全波长扫描,依据扫描结果确定 HSCCC 最佳检测波长。

3.2.2.3 HSCCC 纯化玉竹黄酮最佳溶剂体系的确定

分别按表 3-2 设计的流动相溶剂体系进行玉竹黄酮溶液分离试验,操作时取玉竹黄酮提取样品 5 mg,加入提前 12 h 平衡好的不同溶剂体系上下相各 5 mL,超声助溶,倒入分液漏斗,静置 30 min 后分别收集上下层溶液,分别蒸干,各用 5 mL 70%色谱甲醇溶解,用 HPLC 测定上下相中的玉竹黄酮峰面积,上相的黄酮峰面积和为 A_1,下相的黄酮峰面积和为 A_2,则分配系数 $K=A_1/A_2$。取 $0.5 < K < 2$ 的溶剂体系为 HSCCC 流动相体系进行 HSCCC 纯化玉竹黄酮试验,操作时单次上样量为 20 mL,检测波长为 290 nm。根据 HSCCC 出峰情况和分离度确定最适流动相溶剂体系。

表 3-2　HSCCC 纯化玉竹黄酮的不同溶剂体系设计

序号	溶剂体系种类	比例(体积比)
1	三氯甲烷—甲醇—水	4∶3∶2
2	三氯甲烷—甲醇—水	8∶10∶5
3	乙酸乙酯—醋酸—水	5∶1∶10
4	乙酸乙酯—正丁醇—水	4∶1∶5
5	正己烷—三氯甲烷—甲醇—水	1∶3∶3∶2
6	石油醚—乙酸乙酯—甲醇—水	5∶5∶5∶5
7	乙酸乙酯—正丁醇—甲醇—水	4∶1∶0.5∶6
8	正己烷—乙酸乙酯—甲醇—水	8∶8∶9∶7
9	正己烷—正丁醇—甲醇—水	1∶4∶2∶6

3.2.2.4 适宜流动相溶剂流速的选择

确定适宜溶剂体系后,设定 HSCCC 转速为 800 r/min,柱温为 25 ℃ 时,进样量为 20 mL,样品浓度为 1 mg/mL,测波长为 290 nm,分别在流动相流速为 1.5 mL/min、2.0 mL/min、2.5 mL/min、3.0 mL/min、3.5 mL/min 的条件下进行玉竹黄酮的纯化试验,依据黄酮成分与非黄酮成分的分离度(相邻两组分色谱峰保留时间之差与两个组分色谱峰底宽度总和一半的比值)和单次分析总时间来确定合适的流动相流速。

3.2.2.5 适宜 HSCCC 转速的选择

确定溶剂体系和流动相流速后,在柱温为 25 ℃、进样量为 20 mL、样品浓度为 1 mg/mL、检测波长为 290 nm 的条件下,在 HSCCC 转速分别为 700 r/min、750 r/min、800 r/min、850 r/min、900 r/min 的条件下进行玉竹黄酮的纯化试验,测定不同转速下固定相保留率,依据玉竹黄酮和非黄酮成分的分离度来确定合适的转速。

3.2.2.6 适宜 HSCCC 柱温的选择

在流速为 3 mL/min、转速为 800 r/min、进样量为 20 mL、样品浓度为 1 mg/mL、检测波长为 290 nm 的条件下,分别考察柱温为 10 ℃、15 ℃、20 ℃、25 ℃、30 ℃ 的不同柱温条件下玉竹黄酮的纯化效果,分离度越高则分离效果越好,根据分离度分析确定最佳柱温。

3.2.3 大孔树脂纯化玉竹黄酮的条件优化

3.2.3.1 大孔树脂预处理

将一定量的 8 种大孔树脂分别用无水乙醇浸泡 24 h 后,用去离子水将其洗至没有乙醇味,然后用 5% 盐酸溶液浸泡 3 h 后用去离子水将大孔树脂洗至 pH=7,最后用 4% 氢氧化钠溶液浸泡 3 h 后用去离子水将大孔树脂洗至 pH=7,处理完后放在烧杯中加水备用。

3.2.3.2 不同大孔树脂对玉竹黄酮的静态吸附和解吸试验

分别称取经过处理后的 8 种大孔树脂各 6 g,放在 100 mL 的小烧杯中,精确加入质量浓度为 0.442 mg/mL 的玉竹黄酮提取液 40 mL,充分摇匀,然后放置 24 h,达到饱和吸附后过滤,测定滤液中黄酮的质量浓度,计算吸附量和吸附率。将饱和吸附后的树脂滤出，先用一定量的去离子水水洗，去除大孔树脂中的杂质，然后加入 90%乙醇溶液 60 mL，摇匀后放置 24 h，过滤，测定滤液中黄酮质量浓度，计算静态解吸率（李胜华等，2008）。计算各树脂的吸附量、吸附率、解吸率的公式如下（杨武英等，2010）：

$$吸附量(\text{mg/mL}) = \frac{(C_0 - C_1)V_0}{m} \tag{3-1}$$

$$吸附率(\%) = \frac{C_0 - C_1}{C_0} \times 100 \tag{3-2}$$

$$解吸率(\%) = \frac{C_2 V_1}{(C_0 - C_1)V_0} \times 100 \tag{3-3}$$

式中：C_0——黄酮溶液的初始质量浓度（mg/mL）；

C_1——吸附液的质量浓度（mg/mL）；

V_0——吸附液的体积（mL）；

m——大孔树脂质量（g）；

C_2——解吸液的质量浓度（mg/mL）；

V_1——解吸液的体积（mL）。

3.2.3.3 静态吸附动力学研究

经静态吸附试验，确定 D101、AB8 两种大孔树脂对玉竹黄酮的吸附能力较强，进一步进行静态吸附动力学研究，确定吸附与解吸效果最好的树脂。分别称取 3 g D101 和 AB8 大孔树脂于 100 mL 烧杯中，然后加入 40 mL 玉竹黄酮提取液，每隔半小时吸取上清液，测定样品中黄酮的含量，计算不同时刻的吸附率，绘制静态吸附动力学曲线。

3.2.3.4 大孔树脂 D101 纯化玉竹黄酮工艺的单因素试验

（1）上样速度的确定。

将经过处理后的大孔树脂湿法装柱（1.6 cm×50 cm 玻璃层析柱），使用电脑恒流泵分别调节流速为 1.0 mL/min、2.0 mL/min、3.0 mL/min、4.0 mL/min、5.0 mL/min，加入浓度为 0.12 mg/mL 的玉竹黄酮提取液 100 mL。收集过柱液，然后用 120 mL 的去离子水洗至没有杂质流出，再分别用体积分数为 30%、50%、70%和 90%的乙醇溶液 100 mL 进行洗脱，计算不同流速的吸附率，确定最适的上样流速。

（2）样品浓度的确定。

将经过处理后的大孔树脂湿法装柱，分别用体积 100 mL 的不同质量浓度的玉竹黄酮提取液来上样，调节上样速度为 3.0 mL/min，收集玉竹黄酮的过柱液，然后用 120 mL 的去离子水洗至没有杂质流出，再分别用体积 100 mL 的 30%、50%、70%、90%的乙醇溶液进行洗脱，计算不同黄酮浓度样品的吸附率，确定最适的上样浓度。

（3）上样量的确定。

将经过处理后的大孔树脂湿法装柱，配制浓度为 0.16 mg/mL 的玉竹黄酮提取液 800 mL，在确保不超过树脂最大吸附量的前提下，分别量取不同体积的玉竹黄酮溶液上样，调节流速为 3.0 mL/min，收集过柱液，然后用 120 mL 的去离子水洗至无溶质流出，最后分别用体积 100 mL 的 30%、50%、70%、90%的乙醇溶液进行洗脱，计算不同上样量下玉竹黄酮的吸附率，确定最适的上样量。

（4）洗脱剂体积的确定。

将经过处理后的大孔树脂湿法装柱，配制浓度为 0.16 mg/mL 的玉竹黄酮提取液 120 mL，在 3.0 mL/min 的流速下上样，然后用 120 mL 的去离子水洗至无溶质流出，再分别用不同体积的 30%、50%、70%、90%的乙醇溶液进行洗脱，收集洗脱液，检测各洗脱液中黄酮浓度，计算不同洗脱剂体积下的解吸率，确定最适的洗脱剂体积。

3.2.3.5 应用 D101 大孔树脂纯化玉竹黄酮的正交试验

通过单因素试验确定影响大孔树脂 D101 吸附玉竹黄酮的因素有上样流速、上样浓度、上样量、洗脱剂体积四个因素。以玉竹黄酮的回收率为评价指标来综合评价大孔树脂 D101 对玉竹黄酮的纯化效果。

$$回收率（\%）=\frac{洗脱液中黄酮的质量浓度\times洗脱剂体积}{上样液中黄酮的质量浓度\times上样量}\times100 \qquad (3-4)$$

3.3 结果与分析

3.3.1 HSCCC 纯化玉竹黄酮提取液的适宜条件

3.3.1.1 目标收集峰的确定

对玉竹黄酮样品采用三氯甲烷—甲醇—水（4∶3∶2）溶剂体系、流速 2 mL/min、转速为 750 r/min、柱温 25 ℃、检测波长为 280 nm 条件下进行黄酮与非黄酮成分分离试验，HSCCC 色谱图见图 3-1。对显著峰 1、2、3 分别单独收集，按表 3-1 的黄酮定性方法进行检验，检验结果见表 3-3。

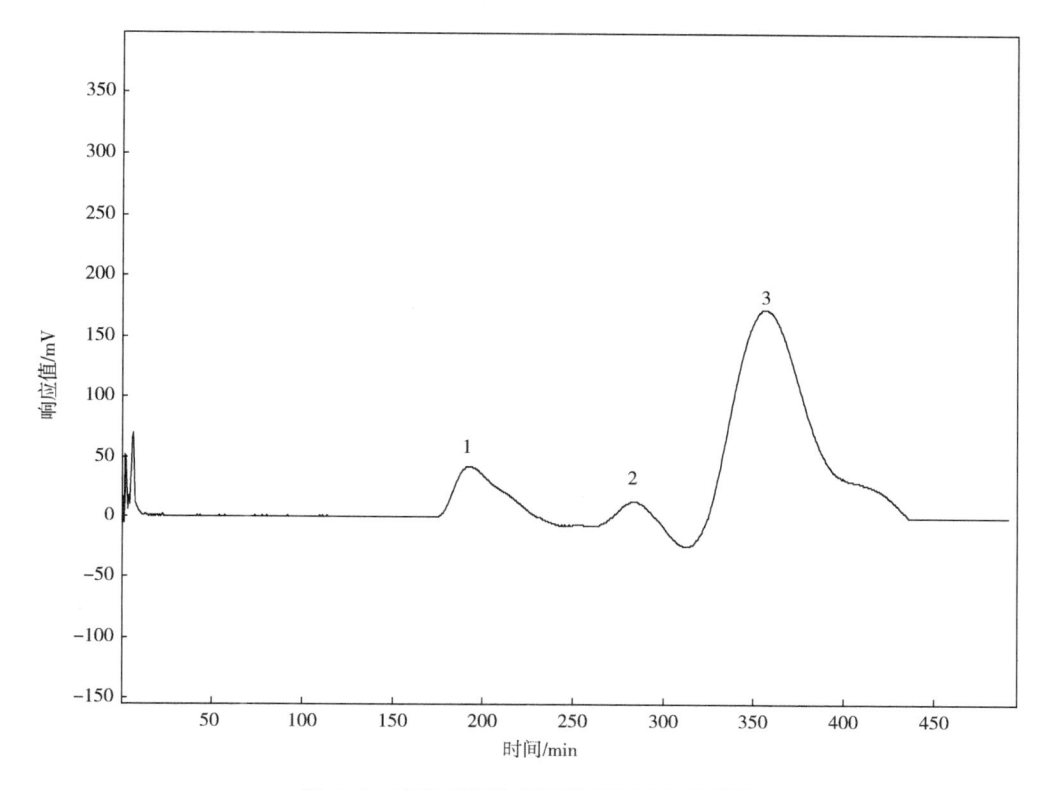

图 3-1　确定目标收集峰的 HSCCC 色谱图

表 3-3　玉竹黄酮 HSCCC 收集成分定性检测结果

定性反应	1	2	3
$AlCl_3$ 反应/$AlCl_3$+HCl 反应	无现象	无现象	变浅红色
$FeCl_3$ 反应	显淡黄绿色	无现象	变淡黄绿色
HCl-Mg 反应	无现象	变浅红色	变浅红色
强碱液反应	无现象	无现象	变为棕黄色

由表 3-3 可知，三氯甲烷—甲醇—水（4∶3∶2）体系分出 3 个主要峰，3 号峰加入三氯化铝、三氯化铁、盐酸镁粉和强碱后均出现特征变化，而峰 1 和峰 2 均未出现特征现象，说明 3 号峰是黄酮类成分，1 号和 2 号峰是杂质。同时，三氯甲烷—甲醇—水（4∶3∶2）体系能够将玉竹黄酮粗提物中的杂质和黄酮进行有效分离，但分离度不好（峰底端相连，峰形不雅观），需要进行溶剂体系的筛选，找到分离度较好的溶剂体系和操作条件。

3.3.1.2 HSCCC 检测器最佳检测波长

对采用三氯甲烷—甲醇—水（4∶3∶2）体系进行玉竹黄酮纯化试验收集到的玉竹黄酮峰成分进行全波长扫描，其中紫外波段的扫描图谱见图 3-2。

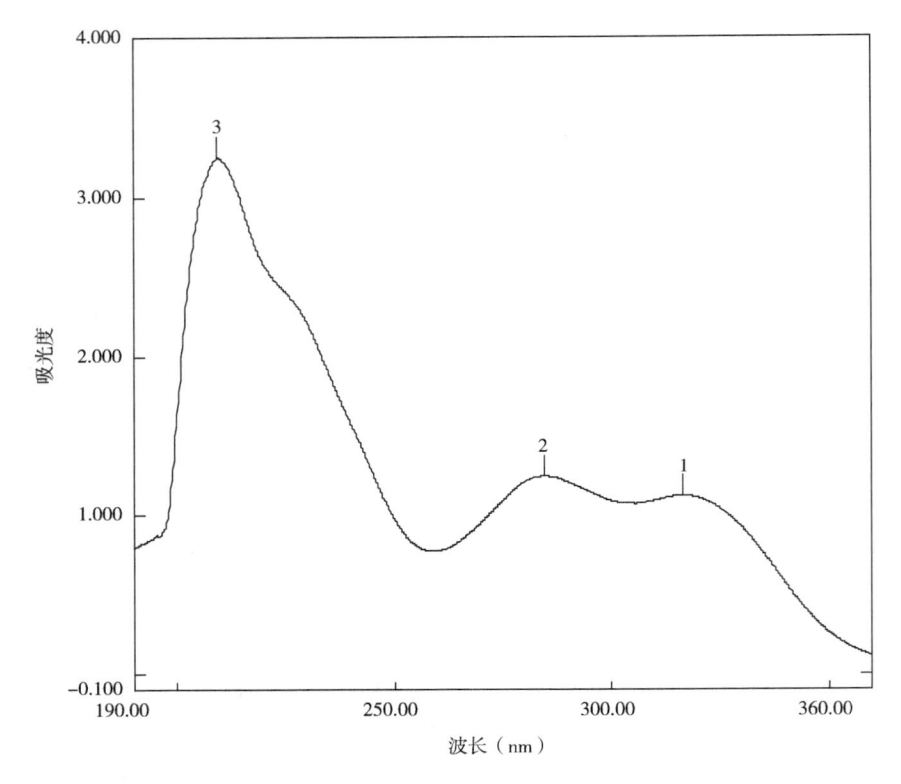

图 3-2 玉竹黄酮紫外扫描图

由图 3-2 可知，玉竹黄酮在 210 nm、290 nm 和 315 nm 处均有吸收峰，此三个特征峰值均在黄酮类化合物的紫外特征吸收范围内，说明收集液中可能含有不同种类的黄酮成分。虽然玉竹黄酮在 210 nm 处的响应值最强，但该波长对非黄酮类化合物也具有较好的吸收，故舍弃，选用 290 nm 作为 HSCCC 的最佳检测波长。

3.3.1.3 HSCCC 最适流动相溶剂体系

对 9 种溶剂体系分别进行分配系数测定，经 HPLC 分别测定上下相中黄酮类成分，汇总黄酮类成分的峰面积，各溶剂体系的检测结果见表 3-4。

表 3-4 玉竹黄酮在不同溶剂体系中的分配系数

序号	溶剂系统组成（体积比）	保留时间（t）	峰面积（S）	分配系数（K）
1	三氯甲烷—甲醇—水 （4:3:2）	上相 22.319 下相 22.302	上相 1100077 下相 195093	5.6387
2	乙酸乙酯—正丁醇—甲醇—水 （8:2:1:12）	上相 22.304 下相 22.393	上相 408358 下相 625872	0.6525
3	乙酸乙酯—醋酸—水 （5:1:10）	上相 22.433 下相 22.45	上相 224407 下相 342776	0.6547
4	石油醚—乙酸乙酯—甲醇—水 （1:1:1:1）	上相 29.318 下相 29.298	上相 156620 下相 309380	0.5062
5	正己烷—正丁醇—甲醇—水 （1:4:2:6）	上相 29.319 下相 29.245	上相 166508 下相 386824	0.4304
6	乙酸乙酯—正丁醇—水 （4:1:5）	上相 29.164 下相 29.089	上相 114705 下相 395053	0.2896
7	正己烷—三氯甲烷—甲醇—水 （1:3:3:2）	上相 25.855 下相 25.731	上相 2323252 下相 396795	5.8550
8	正己烷—乙酸乙酯—甲醇—水 （8:8:9:7）	上相 28.908 下相 28.917	上相 30987 下相 715071	0.0433
9	三氯甲烷—甲醇—水 （8:10:5）	上相 45.188 下相 45.246	上相 2006525 下相 1076748	1.8635

按照 HSCCC 溶剂体系选择要求（曹学丽，2005），只有 K 值在 $0.5<K<2$ 范围内的溶剂体系才是适宜的，可以进一步考察分离度。$K>2$ 或者 <0.5 的溶剂体系不能用于 HSCCC，原因是样品还未来得及在溶剂体系中均匀分配就被带走；$0.5<K<2$ 时样品才在上下相中同时分布。由表 3-4 中数据可知，1、7 号溶剂体系分配系数过大，5、6、8 号溶剂体系分配系数过小，只有 2、3、4、9 号溶剂体系分配系数在 0.5~2 范围内，符合选择要求，可进一步考察适用性。

分别应用 2、3、4 和 9 号溶剂体系对玉竹黄酮进行 HSCCC 上机试验，在其他工作参数相同条件下，发现 3 号和 4 号流动相溶剂体系的下相保留率过低，造成玉竹黄酮样品在分离管柱中的有效保留时间过短，出峰太快而分离度不佳；2 号和 9 号溶剂体系都能将玉竹黄酮和非黄酮成分峰有效分离，但 2 号体系的总分离时间比 9 号体系长 45 min，因此确定择 9 号体系即三氯甲烷—甲醇—水（8:10:5）为 HSCCC 纯化玉竹黄酮最佳流动相溶剂体系。

3.3.1.4 HSCCC 纯化玉竹黄酮时的适宜流速

分别设定 HSCCC 流动相的流速为 1.5 mL/min、2.0 mL/min、2.5 mL/min、3.0 mL/min 和 3.5 mL/min 时，玉竹黄酮的分离度与 HSCCC 流速之间的关系见图 3-3。

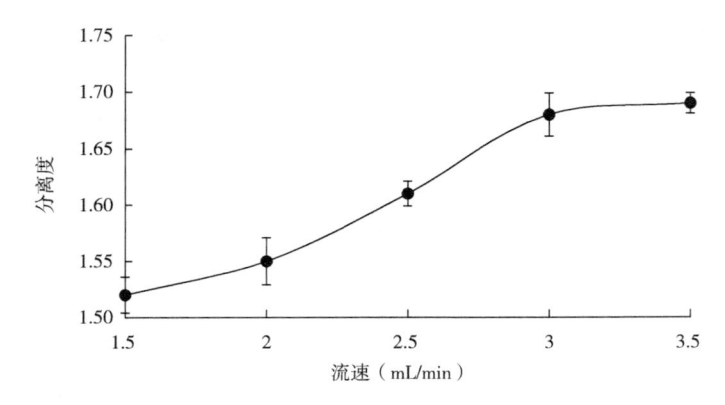

图 3-3　HSCCC 不同流速下玉竹黄酮的分离度

从图 3-3 可以看出，随着 HSCCC 流动相（三氯甲烷—甲醇—水体系）流速的增加，玉竹黄酮与杂质的分离度也随之增大；二者呈现正相关性。当流动相流速达到 3 mL/min 时，玉竹黄酮和非黄酮成分的分离度达到 1.68；流速增大到 3.5 mL/min 时，分离度为 1.69，仅略微增加，说明再增大流动相流速对提高分离度已无显著作用。流动相流速越大，消耗量也越大，设备的运转功率也随之增大，试验的经济性则越差。综合考虑确定当选用三氯甲烷—甲醇—水体系作为 HSCCC 流动相时，其流速为 3.0 mL/min 时较为适宜。

3.3.1.5 HSCCC 适宜转速

分别设定 HSCCC 转速为 700 r/min、750 r/min、800 r/min、850 r/min 和 900 r/min，进行玉竹黄酮纯化效果考察，固定上样量为 20 mL，检测波长 290 nm，流动相体系为三氯甲烷—甲醇—水（8∶10∶5），流动相流速为 3.0 mL/min。不同转速下玉竹黄酮和非黄酮成分的分离度情况见图 3-4。

试验发现，当 HSCCC 的转速在 700 r/min 以下，对分离度没有显著影响，故试验设定的转速都大于 700 r/min。此时，玉竹黄酮和非黄酮的分离度随 HSCCC 转速的增大而升高（图 3-4），当转速为 800 r/min 时，分离度达到 1.71，和 700 r/min、750 r/min 转速时的分离度值相比，差异显著（$P<0.05$）。而当转速为 850 r/min 和 900 r/min 的分离度值较 800 r/min 时的相比，仅增大 0.02 和

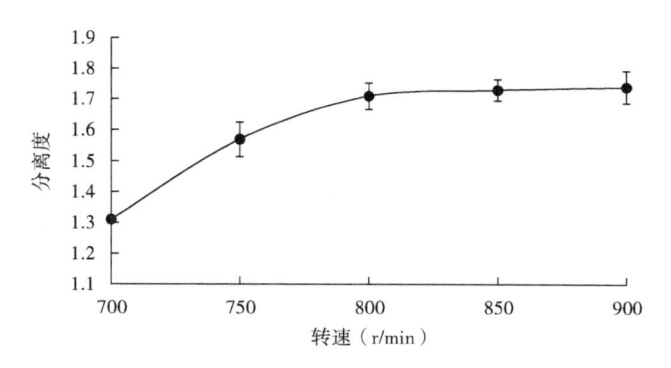

图 3-4　HSCCC 不同转速下玉竹黄酮和非黄酮成分的分离度

0.03，差异不显著，说明再增大转速对分离度的提高无帮助。同时，转速越大，设备的运转功率也越大，摩擦损耗也越多。故选择较高分离度下的低转速，经济性较好，也有利于提高机械的使用寿命，因而选择 HSCCC 的适宜转速为 800 r/min。

3.3.1.6　HSCCC 适宜柱温

通过恒温槽分别设定 HSCCC 柱温为 10 ℃、15 ℃、20 ℃、25 ℃ 和 30 ℃，固定上样量为 20 mL，检测波长 290 nm、流动相体系为三氯甲烷—甲醇—水（8∶10∶5）、流动相流速为 3.0 mL/min、转速为 800 r/min。考察不同柱温条件下的玉竹黄酮和非黄酮成分的分离效果，试验结果见图 3-5。

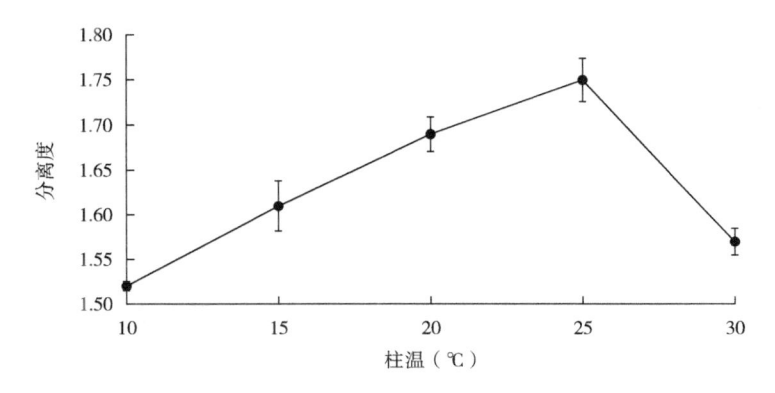

图 3-5　HSCCC 不同柱温下玉竹黄酮和非黄酮成分的分离度

由图 3-5 可知，当 HSCCC 柱温为在 25 ℃ 以下时，玉竹黄酮和非黄酮的分离度随着柱温的升高而增大，与温度变化呈正相关性。当柱温超过 25 ℃ 时，分离度数值急剧下降。同时，当柱温超过 25 ℃ 后，设备的压力波动也较大，流动相中偶有气泡产生，说明当柱温高于室温后，加上设备的高速运转而摩擦生热，使一部分流动相发生汽化，严重影响到样品的分离过程，所以使分离度显著下降。确定合适的HSCCC分离纯化玉竹黄酮柱温为25 ℃。

3.3.2 HSCCC纯化玉竹黄酮综合条件应用

根据各单因素试验确定的各最佳操作条件，选取流动相溶剂体系为三氯甲烷—甲醇—水（8∶10∶5），检测波长290 nm，流动相流速为3.0 mL/min，设备转速为800 r/min，柱温为25 ℃，上样量为最大上样量20 mL，进行玉竹黄酮的分离纯化，得到的色谱图见图3-6。

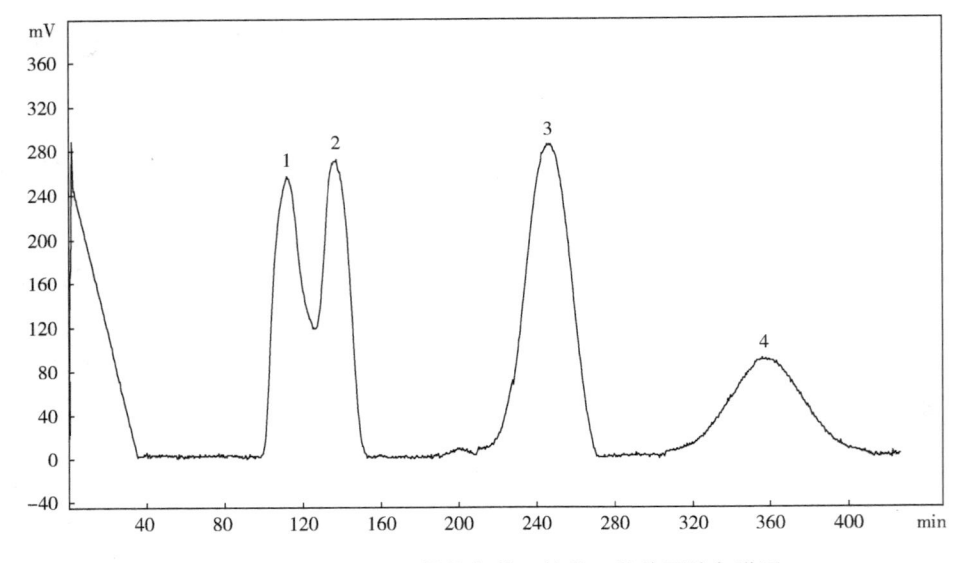

图3-6　HSCCC适宜操作条件下纯化玉竹黄酮的色谱图

在适宜操作条件下，HSCCC可将玉竹提取样中的黄酮成分和显著差异性杂质成分有效分离。从图谱中可见四个显著峰，峰1和峰2没有有效分离，峰3和其他峰分离度最好，而4号峰呈现宽峰无尖状态，说明4号峰成分种类复杂。进一步按表3-1定性方法对4个峰成分进行定性分析发现，1号峰和2号峰成分明显不是黄酮类化合物；而3号峰成分符合黄酮类化合物的各定性现象，4号峰成分具有黄酮的定性现象，只是现象没有3号峰成分明显，这也进一步说明4号峰中仍然含有一定量的杂质，且杂质具有和玉竹黄酮相近的溶解特性。

对图3-6进行分析可知，在实际玉竹黄酮纯化操作过程中，可将单次操作的时间控制在170 min，此时可分离杂质已基本流出，玉竹黄酮残留于HSCCC管柱内，这时停机将管柱内流动相放出，旋转蒸发蒸干流动相即可得到高纯度的玉竹黄酮复合物，后续试验也进一步验证了此方案的可行性。对经 HSCCC 纯化后的玉竹黄酮进行了含量检验，其含量为 63.31%，与未经 HSCCC 处理的原始浸膏相比，纯度显著提高。

3.3.3 确定适宜大孔树脂种类的试验结果

3.3.3.1 不同型号大孔树脂对玉竹黄酮的吸附量、吸附率和解吸率

大孔树脂 D101、HPD-826、DA201、DM301、AB6、AB8、X-5、S-8 的吸附性能和解吸性能的试验结果见表 3-5。

表 3-5　八种不同型号的大孔树脂对玉竹黄酮吸附和解吸性能比较

树脂类型	吸附量（mg/mL）	吸附率（%）	解吸率（%）
S-8	5.03	85.36	57.28
X-5	5.19	88.45	61.86
AB6	5.15	85.35	52.68
AB8	4.96	87.34	70.25
D101	5.13	87.16	85.56
DA201	5.05	85.78	43.35
DM301	5.03	76.55	67.23
HPD826	4.83	82.64	67.49

从表 3-5 可以看出，不同类型大孔树脂对玉竹黄酮的吸附量、吸附率和解吸率明显不同，其中大孔树脂 X-5、AB8、D101 对玉竹黄酮的吸附率较高，D101 和 AB8 的解吸率较高。对玉竹黄酮的纯化既要有较高的吸附率，也要有较高的解吸率，这样纯化后黄酮的得率才能较高。从这个角度考虑，只有 D101 和 AB8 大孔树脂符合要求，但二者中吸附率高的解吸率低，解吸率高的吸附率低，需进一步的研究确定最佳的大孔树脂。

3.3.3.2 大孔树脂静态吸附动力学研究结果

单纯以大孔树脂的静态吸附率、吸附量来衡量大孔树脂的吸附性能是不确切的，大孔树脂纯化黄酮的条件除了要有较好的吸附量、吸附率和解吸率以外，最重要的是吸附速率。对大孔树脂 D101 和 AB8 进行静态吸附动力学的分析研究，试验结果如图 3-7 所示。

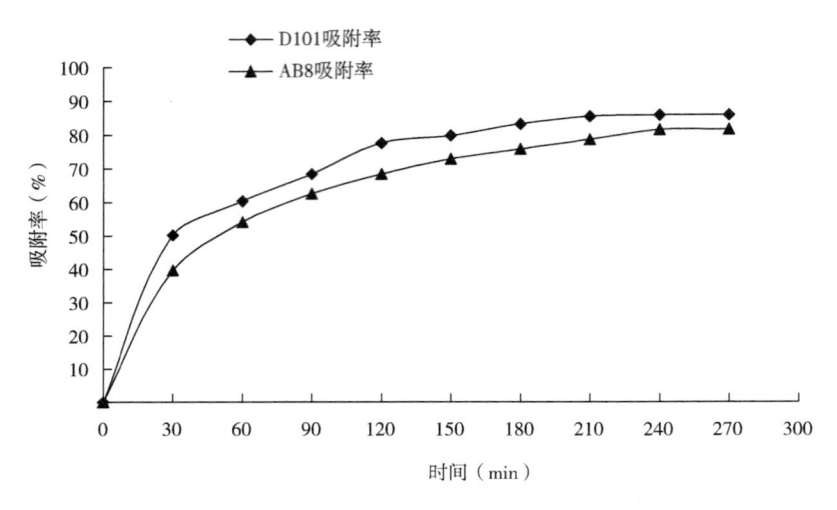

图 3-7 大孔树脂 D101 和 AB8 静态吸附动力学结果

从图 3-7 可以看出，随着时间的延长，D101 大孔树脂的吸附率比 AB8 高，所以选用 D101 大孔树脂进行纯化玉竹黄酮的正交试验。

3.3.4 大孔树脂 D101 纯化玉竹黄酮单因素试验结果

3.3.4.1 确定适宜上样速度的试验结果

分别以不同的上样速度对 D101 大孔树脂进行上样，不同上样速度下树脂的吸附率情况见图 3-8。

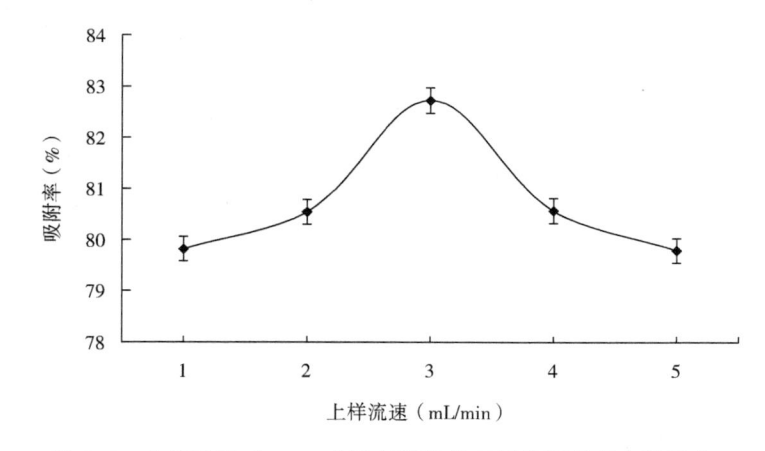

图 3-8 上样流速对 D101 大孔树脂纯化玉竹黄酮吸附率的影响

从图 3-8 可以看出，随着上样流速的增加，D101 大孔树脂对玉竹黄酮的吸附率逐渐上升，当上样流速为 3.0 mL/min 时，吸附率达到最大值。之后再增大上样速度，吸附率逐渐下降，出现这种情况的原因可能是流速过大，玉竹黄酮中的有效成分还未被吸附就已经从层析柱中流出，从而影响吸附率，故适宜的上样速度为 3.0 mL/min。

3.3.4.2 确定适宜样品浓度的试验结果

以 3.0 mL/min 的上样速度对 D101 大孔树脂进行不同浓度的玉竹黄酮样品上样，不同样品浓度下 D101 大孔树脂的吸附率情况见图 3-9。

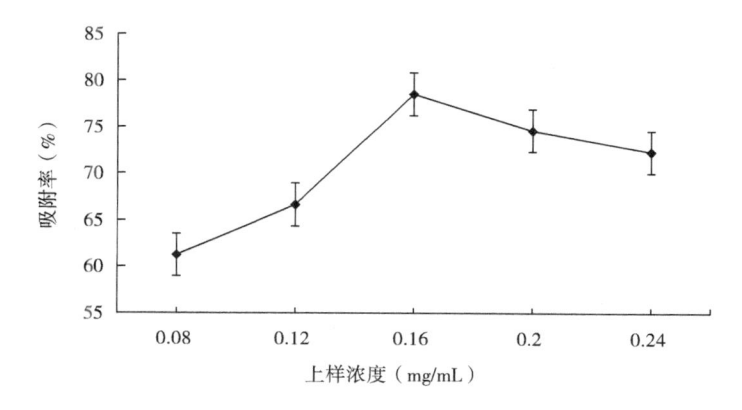

图 3-9 样品浓度对 D101 大孔树脂吸附率的影响

从图 3-9 可以看出，随着黄酮样品浓度的增加，D101 大孔树脂对玉竹黄酮的吸附率逐渐上升，当玉竹黄酮浓度为 0.16 mg/mL 时，吸附率达到最大值。再增大样品浓度，D101 大孔树脂对玉竹黄酮的吸附率逐渐下降，出现这种情况的原因可能是上样浓度过大，其中的杂质太多，堵塞层析柱，从而影响了吸附效果。确定适宜的样品浓度为 0.16 mg/mL。

3.3.4.3 确定适宜上样量的试验结果

不同上样量对 D101 大孔树脂吸附率的影响见图 3-10。

从图 3-10 可以看出，上样量对玉竹黄酮的吸附率也有一定的影响，当上样量过大时会影响到后期的洗脱速度，而且容易造成层析柱堵塞的现象。由图可以知道，适宜的上样量为 120 mL。

3.3.4.4 确定适宜洗脱剂体积的试验结果

以 3.0 mL/min 的上样速度将浓度为 0.16 mg/L 的玉竹黄酮浸膏注入 D101 大

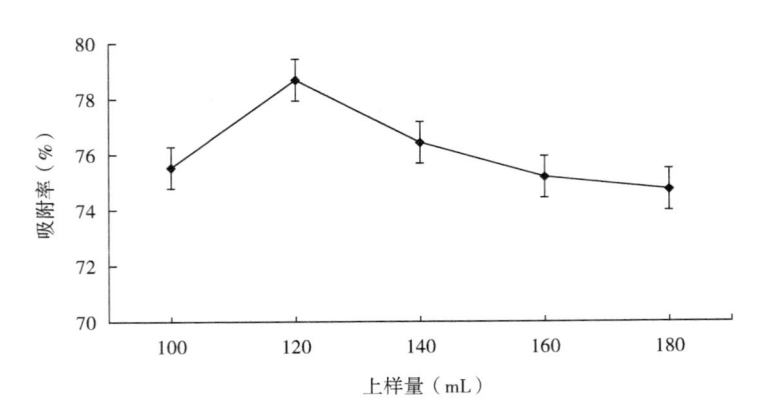

图 3-10　不同上样量对 D101 大孔树脂吸附率的影响

孔树脂层析柱中，然后分别用不同体积的 30%、50%、70%、90% 的乙醇溶液进行洗脱，树脂的解吸率情况见图 3-11。

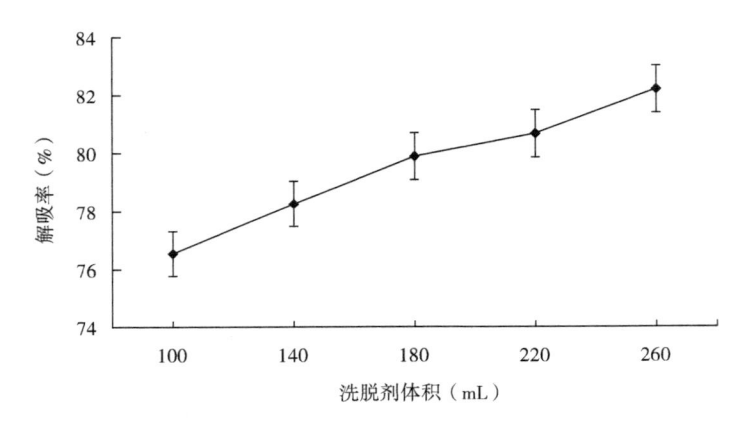

图 3-11　不同洗脱剂体积对 D101 大孔树脂解吸率的影响

从图 3-11 可以看出，增加洗脱剂体积后 D101 大孔树脂对玉竹黄酮的解吸率逐渐上升，当洗脱剂体积达到 180 mL 后，解吸率增加缓慢。增大洗脱剂用量，可将吸附在树脂上的玉竹黄酮完全解吸下来，但如果洗脱剂体积过大，也会造成解吸下来的黄酮溶液浓度过低，对后续操作不利。综合考虑确定选择洗脱剂体积为 180 mL 是最适宜的。

3.3.5　大孔树脂 D101 纯化玉竹黄酮正交试验结果

以上样流速（C）、样品浓度（A）、上样量（B）和洗脱剂体积（D）为因素的 $L_9(3^4)$ 正交试验设计见表 3-6，正交试验结果见表 3-7。

表 3-6　D101 大孔树脂吸附玉竹黄酮条件优化正交试验设计

水平	A 样品浓度（mg/mL）	B 上样量（mL）	C 上样流速（mL/min）	D 洗脱剂体积（mL）
1	0.12	120	2	140
2	0.16	140	3	180
3	0.20	160	4	220

表 3-7　大孔树脂纯化玉竹黄酮的正交试验结果

试验号	A 样品浓度（mg/mL）	B 上样量（mL）	C 上样流速（mL/min）	D 洗脱剂体积（mL）	玉竹黄酮回收率（%）
1	1	1	1	1	71.25
2	1	2	2	2	56.74
3	1	3	3	3	52.58
4	2	1	2	3	67.86
5	2	2	3	1	68.75
6	2	3	1	2	48.58
7	3	1	3	2	62.25
8	3	2	1	3	70.83
9	3	3	2	1	45.32
K_1	180.57	201.36	190.65	185.31	
K_2	185.19	196.32	169.92	167.55	
K_3	178.41	146.49	183.57	191.28	
$\overline{K_1}$	60.19	67.12	63.55	61.77	
$\overline{K_2}$	61.73	65.44	56.64	55.85	
$\overline{K_3}$	59.47	48.83	61.19	63.76	
R	2.26	18.29	6.91	7.91	

从表 3-7 可以看出，根据正交试验结果中的极差 R 值可知，影响回收率的因素顺序为 B>D>C>A，即上样量>洗脱剂体积>上样流速>样品浓度。上样量影响上样速度，也影响树脂的吸附与解析速度，故上样量的影响最重要。由于样品浓

度受乙醇浓度的影响，在上样量一定的情况下，样品中的黄酮浓度变化不会引起样品中黄酮含量差异较大，故它的影响最弱。四个因素的最佳组合方式为 $A_2B_1C_1D_3$，即样品浓度 0.16 mg/mL、上样量 120 mL、上样流速 2 mL/min、洗脱剂体积 220 mL。按正交试验优选出的最佳组合方式进行 3 次验证试验，测定洗脱液中黄酮的浓度，得到平均回收率为 75.64%，说明正交试验确定的最佳组合是合理的。

对经 D101 大孔树脂纯化后的玉竹黄酮进行纯度检验，其纯度为 51.78%，低于 HSCCC 纯化后的玉竹黄酮的纯度 63.31%。

3.4 讨论

目前，用来纯化天然产物活性成分提取液的方法主要有大孔树脂吸附法、柱层析法、薄层层析法等多种方法，大孔树脂吸附法是目前应用较广泛的方法。大孔树脂吸附法具有富集效果好、吸附量大、成本低、使用周期长等优点，近几年来大孔树脂广泛应用于制药及天然植物中活性成分如黄酮、生物苷、生物碱等大分子化合物的分离纯化过程。但是大孔树脂的种类较多，在使用前需大量试验来筛选合适的树脂种类和适宜的操作条件，而且存在一定量的死吸附，导致样品损失。同时，树脂吸附法在分离纯化时需要大量的有机试剂来梯度洗脱，样品纯度受洗脱速度和试剂浓度的影响较大，总体洗脱耗时较长，加之每次使用前都需要酸碱长时间浸泡除杂，大孔树脂吸附法的缺点是显而易见的。相比之下，高速逆流色谱法（HSCCC）分离纯化提取液则具有大孔树脂吸附法无法比拟的优势。HSCCC 是依据萃取分离原理来分离化合物的，设备内的管柱是空心的，没有填料，因此，上机的样品不需要完全溶解，允许存在少量小颗粒，而且样品的浓度可以是饱和的。这是树脂吸附法无法做到的。

HSCCC 分离纯化玉竹黄酮，通过选择合适的操作条件，单次操作可以在 3 h 内完成，相比树脂吸附法等常规操作方法，可节省大量时间。

HSCCC 分离纯化玉竹黄酮时最后出现多成分峰，宁波（2017）的研究表明玉竹黄酮主要是高异黄酮类，几种玉竹高异黄酮具有相似的溶解特性和分子极性，因此在应用 HSCCC 分离纯化时很难将几种玉竹黄酮化合物分开，出现多成分峰是正常的。

3.5 本章结论

对 HSCCC 纯化玉竹黄酮提取液的操作条件进行了优化，最佳 HSCCC 操作条件为，以三氯甲烷—甲醇—水（8∶10∶5）为溶剂体系，流动相流速为 3 mL/min，HSCCC 柱温为 25 ℃，检测波长 290 nm，单次进样量为 20 mL。按此条件操作，玉竹黄酮样品的纯度可达 63.31%，有效将玉竹黄酮提取液中的大量杂质去除，显著节省分离纯化操作时间和试剂用量。

通过 8 种不同型号的大孔树脂对玉竹黄酮浸膏静态吸附和解吸性能的考察，确定 D101 大孔树脂是纯化玉竹黄酮提取液的最佳树脂。进一步对大孔树脂 D101 进行单因素试验和正交试验研究，确定用 1.6×50 cm 玻璃层析柱装载 D101 大孔树脂来纯化玉竹黄酮的最优工艺条件是玉竹黄酮样品浓度 0.16 mg/mL、上样量 120 mL、上样流速 2 mL/min，梯度洗脱时分别用 30%、50%、70%、90%的乙醇溶液进行洗脱，每个浓度的乙醇溶液适宜体积均是 220 mL，纯化玉竹黄酮后 D101 大孔树脂对玉竹黄酮回收率可达 75.64%，样品中黄酮的纯度为 51.78%，低于 HSCCC 对玉竹黄酮的纯化水平。

第4章　玉竹黄酮单体成分分离及结构鉴定

玉竹根茎中的黄酮主要是高异黄酮类，而高异黄酮的种类在世界范围内是有限的，已被验证具有较好的抗氧化、舒张血管的作用。对黄酮单体化合物的分离可采用制备型液相色谱分离法、柱色谱法和薄层色谱法等。柱色谱法和薄层色谱法效率低、耗时长、速度慢；应用制备型高效液相来分离黄酮单体化合物，具有效率高、分离速度快、产品纯度高等特点，已成为分离单体化合物的主要手段，广泛应用于多种标准物质的制备过程。玉竹中的高异黄酮由于分子极性相近而不易分离，目前尚没有关于玉竹中高异黄酮类成分分离的详细报道，本章研究利用制备型高效液相来分离玉竹中高异黄酮单体化合物的操作条件，为规模化制备玉竹高异黄酮单体纯品和研究其生物学活性提供参考。

4.1　试验材料

4.1.1　材料与试剂

玉竹黄酮样品，采用 HSCCC 纯化；色谱甲醇，美国 INC 公司；色谱乙腈，美国 INC 公司；麦冬高异黄酮 A，上海同田生物科技有限公司；无水乙醇、甲醇、冰醋酸、盐酸、氢氧化钠、乙酸乙酯、丙酮、磷酸、氯化铝、镁粉，均为分析纯；去离子水，现制。

4.1.2　主要仪器

SPD-20A 分析型高效液相色谱仪（配 XBridge C18 色谱柱），日本岛津；U3000 制备型高效液相色谱仪（配 C18 250×20 mm 制备色谱柱），美国赛默飞公司；FW-400A 粉碎机，北京中兴伟业仪器有限公司；TDL-5-A 台式离心机，上海安亭科学仪器厂；CS-80AL 数显超声波清洗器，上海君翼仪器设备有限公司；TS-NS-50 型多功能提取浓缩机组，山东鄄城食品机械厂；SHZ-D（Ⅲ）循环水真空泵，郑州长城科工贸有限公司；FA1604A 分析天平，上海精密电子仪器有限公司；LAN-10-L 实验室超纯水器，重庆力德高端水处理设备研发有限公司；UV-2600 紫外可见分光光度计，日本岛津公司；1260 液相色谱-G6400 系列三重四极杆质谱联用仪，美国 Agilent 公司；KQ-2200E 型超声波清洗器，昆山市超声仪器有限公司；INOVA-300 核磁共振仪，美国 Agilent 分司；层析柱（220 mL、650 mL、1600 mL）、注射器及其他常用设备。

4.2 试验方法

4.2.1 玉竹黄酮浸膏的制备

采用第 3 章方法制备玉竹黄酮浸膏。

4.2.2 玉竹黄酮的纯化

采用 HSCCC 进行玉竹黄酮纯化。

4.2.3 样品的全波长扫描

取纯化后的样品，用滤膜过滤后，装入石英比色皿中。利用紫外分光光度计在 200~900 nm 范围内进行全波长扫描，根据最大吸收峰及其波长范围确定最佳检测波长。

4.2.4 玉竹黄酮制备时目标收集峰的确定

取玉竹黄酮样品溶液，上样量 50 μL，检测波长 296 nm，柱温 25 ℃，总流速 2 mL/min，梯度洗脱时间程序设计见表 4-1。用馏分收集器收集各个峰的流出液，对各峰的流出液采用表 4-2 的物理定性方法进行玉竹黄酮定性检验，确定目标收集峰。

表 4-1 确定目标收集峰梯度洗脱时间程序

t（min）	程序 Ⅰ		程序 Ⅱ	
	A 甲醇（%）	B 水（%）	A 甲醇（%）	B 水（%）
0.000	12.0	88.0	12.0	88.0
5.000	30.0	70.0	30.0	70.0
10.000	30.0	70.0	30.0	70.0
15.000	48.0	52.0	50.0	50.0
25.000	48.0	52.0	50.0	50.0
30.000	60.0	40.0	60.0	40.0
40.000	60.0	40.0	60.0	40.0
180.000	60.0	40.0	60.0	40.0

表 4-2 玉竹黄酮定性检验方法

序号	检验方法	定性现象
1	紫外吸收图谱	谱带Ⅰ在300~400 nm间,较弱;谱带Ⅱ在260~300 nm间,较强;谱带Ⅰ是谱带Ⅱ的肩峰
2	$AlCl_3$反应/$AlCl_3$+HCl反应	加热或长时间放置后,溶液呈绿色;紫外荧光增强,并使吸收谱带红移,加入盐酸后,吸收谱带蓝移
3	$FeCl_3$反应	溶液变绿,并出现黑色沉淀
4	HCl-Mg反应	产生棕红色泡沫或溶液变浅红色、红色
5	强碱液反应	溶液黄色加深或变为棕黄色

4.2.5 黄酮与非黄酮成分的分离处理

根据 4.2.4 的试验结果,为方便玉竹黄酮单体化合物的分离,并最大限度地节省试剂用量,对玉竹黄酮样品溶液应用制备液相进行砍段处理,将黄酮和非黄酮类成分分开。砍段时的单次上样量 100 μL,检测波长 296 nm,柱温 25 ℃,总流速 3 mL/min,梯度洗脱程序设计见表 4-3。在程序Ⅰ的基础上,在保证目标收集峰与非目标峰能够分离的基础上逐步缩短总洗脱时间,经试验后逐步调整形成程序Ⅱ和程序Ⅲ。确定最佳洗脱程序后,逐步增大进样量,100 μL、200 μL、300 μL、400 μL、500 μL、600 μL、700 μL,直至目标峰与非目标峰分离度不佳或设备系统超压为止。

表 4-3 黄酮与非黄酮成分分离洗脱程序

洗脱程序	时间(min)	流速(mL/min)	A 甲醇(%)	B 水(%)
Ⅰ	0.000	3.000	20.0	80.0
	5.000	3.000	50.0	50.0
	10.000	3.000	50.0	50.0
	15.000	3.000	60.0	40.0
	30.000	3.000	60.0	40.0
	35.000	3.000	80.0	20.0
	50.000	3.000	80.0	20.0
	55.000	3.000	50.0	50.0
	70.000	3.000	50.0	50.0

续表

洗脱程序	时间（min）	流速（mL/min）	A甲醇（%）	B水（%）
Ⅱ	0.000	3.000	20.0	80.0
	5.000	3.000	50.0	50.0
	10.000	3.000	50.0	50.0
	15.000	3.000	80.0	20.0
	30.000	3.000	80.0	20.0
	35.000	3.000	20.0	80.0
	45.000	3.000	20.0	80.0
Ⅲ	0.000	3.000	50.0	50.0
	8.000	3.000	50.0	50.0
	10.000	3.000	80.0	20.0
	25.000	3.000	80.0	20.0
	28.000	3.000	50.0	50.0
	33.000	3.000	50.0	50.0

4.2.6　制备液相分离玉竹黄酮的条件优化

4.2.6.1　适宜流动相种类和配比的确定

取玉竹黄酮样品溶液，用分析型高效液相按表4-4设计的流动相构成来进行分析测试，以确定最佳流动相种类和配比。试验时，柱温25 ℃，进样量10 μL，流动相总流速1.0 mL/min，检测波长296 nm。

表4-4　确定适宜流动相种类和配比的试验设计

序号	流动相种类	流动相配比
1	甲醇∶水	65∶35、60∶40、55∶45、50∶50
2	乙腈∶水	65∶35、60∶40、55∶45、50∶50
3	甲醇∶水∶1%磷酸	60∶39∶1、60∶38∶2、60∶37∶3 60∶36∶4、60∶35∶5
4	乙腈∶水∶1%磷酸	60∶39∶1、60∶38∶2、60∶37∶3 60∶36∶4、60∶35∶5
5	甲醇∶乙腈∶水	30∶30∶40、40∶20∶40、20∶40∶40、50∶10∶40
6	甲醇∶乙腈∶水∶1%磷酸	30∶30∶39∶1、40∶20∶38∶2、20∶40∶37∶3、50∶10∶36∶4
7	甲醇∶水	62∶38、61∶39、59∶41、58∶42、57∶43、56∶44

4.2.6.2 适宜洗脱程序的确定

根据分析型高效液相确定的流动相种类和配比,将其转到制备液相上进行尝试,再根据制备液相的最大压力要求,逐步微调流动相总流速和配比,根据目标峰的分离情况确定适宜的洗脱程序,试验设计见表4-5。试验时,以甲醇和水为流动相,柱温25 ℃,进样量50 μL,检测波长为296 nm。

表4-5 确定适宜洗脱程序的试验设计

洗脱程序	时间(min)	流速(mL/min)	A 甲醇(%)	B 水(%)
Ⅰ	0.000	2.000	20.0	80.0
	5.000	2.000	58.0	42.0
	120.000	2.000	58.0	42.0
	125.000	2.000	0.0	100.0
	145.00	2.000	0.0	100.0
	150.00	2.000	20.0	80.0
	180.00	2.000	20.0	80.0
Ⅱ	0.000	3.000	40.0	60.0
	5.000	3.000	58.0	42.0
	100.000	3.000	58.0	42.0
	105.000	3.000	0.0	100.0
	125.000	3.000	0.0	100.0
	130.000	3.000	40.0	60.0
	150.000	3.000	40.0	60.0
Ⅲ	0.000	3.000	58.0	42.0
	80.000	3.000	58.0	42.0
	85.000	3.000	0.0	100.0
	105.000	3.000	0.0	100.0
	110.000	3.000	58.0	42.0
	130.000	3.000	58.0	42.0
Ⅳ	0.000	1.000	58.0	42.0
	10.000	1.000	58.0	42.0
	12.000	2.000	58.0	42.0
	25.000	2.000	58.0	42.0

续表

洗脱程序	时间（min）	流速（mL/min）	A 甲醇（%）	B 水（%）
Ⅳ	30.000	3.000	58.0	42.0
	50.000	3.000	58.0	42.0
	55.000	4.000	58.0	42.0
	70.000	4.000	58.0	42.0
	75.000	3.000	0.0	100.0
	95.000	3.000	0.0	100.0
	100.000	3.000	58.0	42.0
	120.000	3.000	58.0	42.0
Ⅴ	0.000	3.000	40.0	60.0
	5.000	3.000	58.0	42.0
	50.000	3.000	58.0	42.0
	53.000	3.000	100.0	0.0
	70.000	3.000	100.0	0.0
	75.000	3.000	40.0	60.0
	85.000	3.000	40.0	60.0

4.2.6.3 适宜柱温的确定

柱温对样品成分的分离有一定影响，合适的柱温可促进玉竹黄酮单体成分的分离。在流动相为58%甲醇+42%水、流速为3 mL/min、进样量为100 μL、检测波长为296 nm的条件下，分别考察柱温为15 ℃、20 ℃、25 ℃、30 ℃、35 ℃的不同柱温条件下玉竹黄酮单体成分的分离情况，分析确定最佳柱温。

4.2.6.4 最佳进样量的确定

确定适宜的洗脱程序后，进行制备液相最佳上样量的考察。分别考察进样量为50 μL、100 μL、150 μL、200 μL、250 μL、300 μL时的制备液相目标峰分离情况，分析确定最佳进样量。试验时，洗脱程序采用表4-5中的程序Ⅴ，柱温25 ℃，检测波长296 nm。

4.2.6.5 目标成分最佳收集延迟时间的确定

由于制备液相检测器和馏分收集器之间有一定的管路距离，当检测器检测到相应信号时，目标成分需延迟一定时间到达馏分收集器，而合适的延迟收集时间对制备出目标成分的纯度有一定影响，特别是当几个目标峰分离度不佳时，合适的收集延迟时间掌控更为重要。在确定制备液相的流动相构成、流速及上样量的前提下，取相邻目标峰进行收集延迟时间考察试验，分别设定延迟收集时间为 1 s、2 s、3 s、4 s、5 s、6 s、7 s、8 s，重复试验 10 次，合并相同延迟收集时间的馏分，应用分析型高效液相进行成分分析后确定最佳收集延迟时间。

4.2.7　玉竹黄酮提取液及样品溶液中黄酮含量检验方法

4.2.7.1　标准曲线的绘制

用分析天平准确称取麦冬高异黄酮 A 标品 100 mg，置入干净的小烧杯中，加入 50 mL 50%色谱甲醇溶液，超声溶解，再转入 100 mL 容量瓶，清洗液一同加入容量瓶，再用 50%色谱甲醇溶液定容，即得 1 mg/mL 的标准溶液。用 1 mg/mL 的标准溶液分别配制 0、0.1 mg/mL、0.2 mg/mL、0.3 mg/mL、0.4 mg/mL、0.5 mg/mL、0.6 mg/mL 的麦冬高异黄酮 A 标准溶液 10 mL，各取 1 mL 于比色管中，分别加入 1% $AlCl_3$ 溶液 1 mL，摇匀，45 ℃水浴加热 30 min（Socha R et al.，2009；Dorman H J D et al.，2003），用分光光度计于 415 nm 处测定吸光度 A。以吸光度 A 为纵坐标，浓度 C 为横坐标，绘制标准曲线，得出标准方程。

4.2.7.2　玉竹黄酮提取液及样品溶液中黄酮含量的测定

取受试样液 1 mL，加入比色管中，加入 1% $AlCl_3$ 溶液 1 mL，摇匀，45 ℃水浴加入 30 min，用分光光度计于 415 nm 处测定吸光度 A，代入标准曲线方程，计算出其黄酮含量。

4.2.8　玉竹黄酮单体化合物的分子结构鉴定

分离方法确定后，经多次制备累计，合并相同峰成分溶液，减压蒸干后，取部分样品做液质分析，部分样品加入氘代甲醇溶解，应用核磁共振仪进行样品的氢谱和碳谱扫描，对图谱进行分析确定样品成分的分子结构。

4.3 结果与分析

4.3.1 玉竹黄酮提取液及样品溶液中的黄酮含量

4.3.1.1 标准曲线图及方程

测定不同浓度的麦冬高异黄酮标品的吸光度,以吸光度为纵坐标,以浓度为横坐标,绘制的标准曲线见图4-1。回归方程为 $y = 0.9066x - 0.0001$,$R^2 = 0.9999$,线性关系良好。

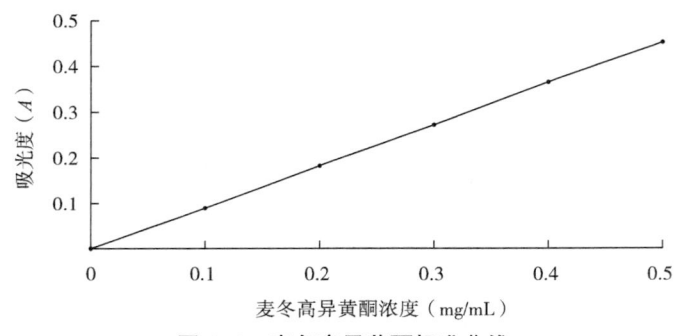

图4-1 麦冬高异黄酮标准曲线

4.3.1.2 玉竹黄酮提取液及试验样品中的黄酮含量

玉竹黄酮提取液及上制备液相的样品溶液,经加入三氯化铝显色后测定吸光度,并代入标准曲线方程,计算出浓度及含量,测定结果见表4-6。

表4-6 玉竹黄酮提取液及各阶段样品溶液的浓度

样品	玉竹黄酮浸膏	经HSCCC纯化后	试验用玉竹黄酮样品
吸光度 A	0.049	0.560	0.812
浓度 C(mg/mL)	0.0185	0.3663	0.5378

4.3.2 最佳检测波长

将试验样品在200~900 nm范围进行全波长扫描,结果见图4-2。试验样品的谱带Ⅰ和谱带Ⅱ符合黄酮类成分的特征吸收,试验样品在260~300 nm间有较强的紫外吸收,在296 nm处吸收峰响应值最高,确定最佳检测波长为296 nm。

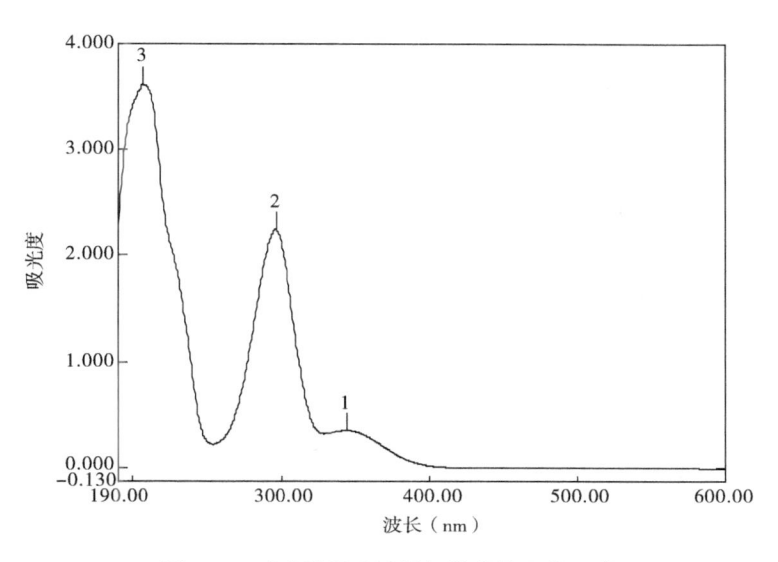

图 4-2 试验样品全波长扫描紫外吸收图谱

4.3.3 目标收集峰的确定

分别按照设计的程序Ⅰ和程序Ⅱ进行玉竹黄酮混合物中黄酮单体成分的分离试验，结果显示程序Ⅱ的分离效果好于程序Ⅰ，各峰基本能分开，可进行馏分收集，程序Ⅱ的试验结果见图4-3。用馏分收集器收集程序Ⅱ各个峰的流出液，并对各峰的成分进行黄酮的定性检测，结果见表4-7。

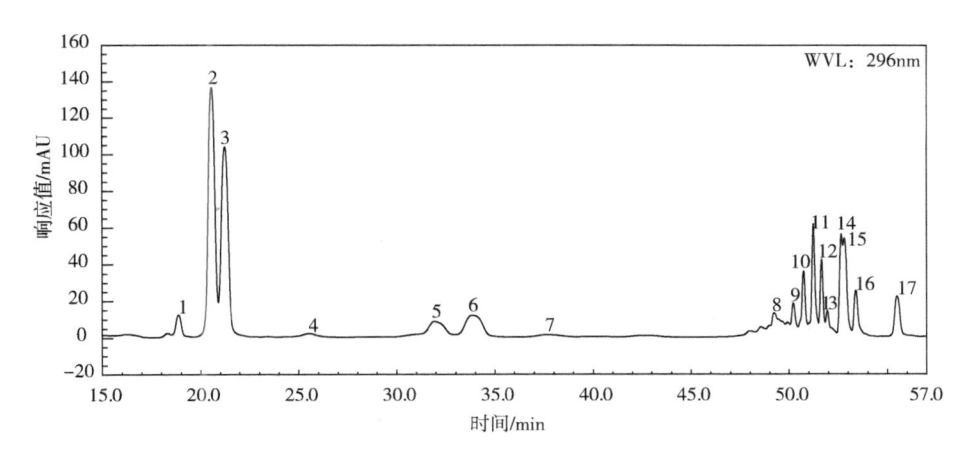

图 4-3 确定目标收集峰时的制备液相色谱图

表 4-7　玉竹黄酮制备出的单体成分黄酮定性检验结果

峰号	紫外吸收图谱	AlCl$_3$ 反应	AlCl$_3$+ HCl 反应	FeCl$_3$ 反应	HCl-Mg 反应	强碱液反应
1	异常	-	-	-	-	-
2	异常	-	-	-	-	-
3	异常	-	-	-	-	-
4	异常	-	-	-	-	-
5	异常	-	-	-	-	-
6	异常	-	-	-	-	-
7	异常	-	-	-	-	-
8	符合	+	+	+	+	+
9	符合	+	+	+	+	+
10	符合	+	+	+	+	+
11	符合	+	+	+	+	+
12	符合	+	+	+	+	+
13	符合	+	+	+	-	-
14	符合	+	+	+	+	+
15	符合	+	+	+	+	+
16	符合	+	+	+	+	+
17	符合	+	+	+	+	-

由表 3-7 可知，峰 1~峰 7 不符合黄酮的检验性质，加入三氯化铝后图带不偏移，吸收强度也未增加；而峰 8~峰 17 基本符合黄酮的检验性状要求，加入三氯化铝后图带发生红移（图 4-4），确定峰 8~峰 17 是目标收集峰，下一步针对峰 8~峰 17 进行具体研究试验。

4.3.4　确定黄酮与非黄酮成分分离的操作方法

根据 4.3.3 的结果，在分离黄酮与非黄酮成分时应缩短前 8 号峰的保留时间，并尽可能将峰 8~峰 17 间的某些峰距离拉大，这样收集出某个单峰成分更佳。分别按照程序Ⅰ、程序Ⅱ、程序Ⅲ设计的洗脱程序进行黄酮与非黄酮成分的砍段分离，试验结果见图 4-5。

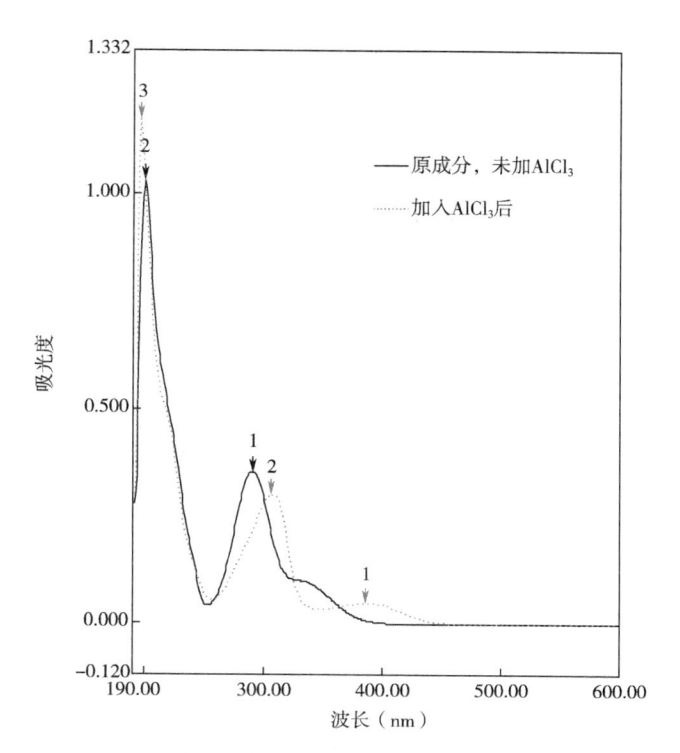

图 4-4　玉竹黄酮单体成分的紫外吸收与加入三氯化铝后的对比图

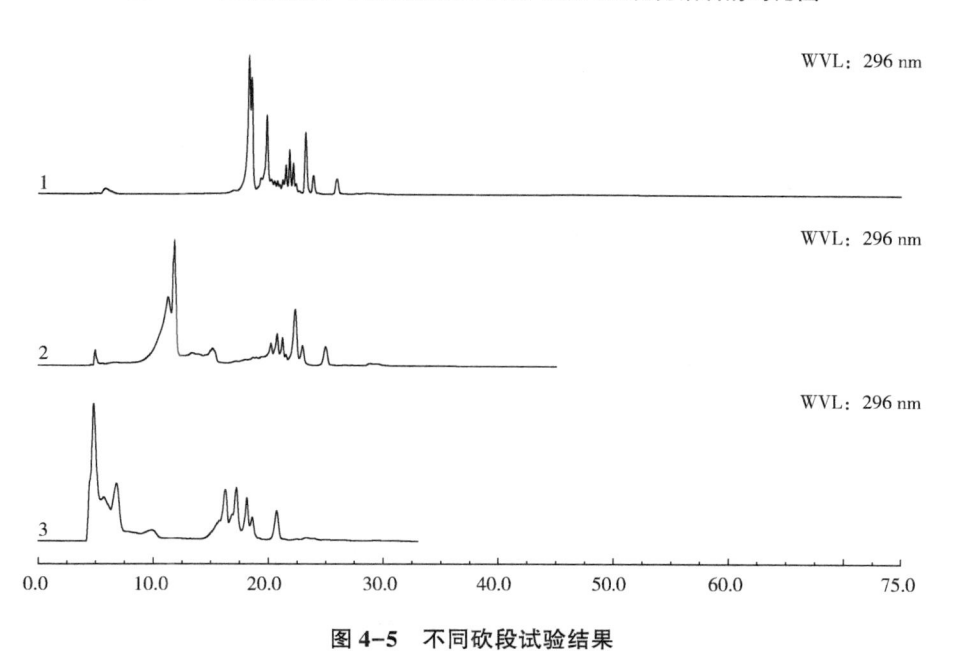

图 4-5　不同砍段试验结果

1—砍段程序Ⅰ　2—砍段程序Ⅱ　3—砍段程序Ⅲ

从图4-5可以看出，程序Ⅰ没有将玉竹黄酮成分峰与非黄酮成分峰分离得较远，不利于两类成分的单独收集，且程序耗时长、试剂用量大；而程序Ⅱ和程序Ⅲ均能将黄酮与非黄酮类成分峰间距拉远，能够将非黄酮类成分洗脱干净，制得的黄酮类成分纯度较高。程序Ⅲ时间最短，能够有效节省试剂用量，并可单独收集最后一个目标峰，获得一个纯品，故确定最佳洗脱程序为程序Ⅲ，每一针只需33 min。

确定适宜分离程序后，逐步加大进样量，当进样量达到500 μL时尚能将最后一个目标峰分离，且机械压力已临近设备耐受的最高压，故确定黄酮与非黄酮类成分砍段分离时的单次进样量为500 μL。

4.3.5 分离玉竹黄酮单体成分操作条件优化

4.3.5.1 适宜流动相种类和配比

分别按照表4-4设计的试验方案进行不同流动相的考察试验，研究发现甲醇：水体系、乙腈：水体系和甲醇：乙腈：水体系对玉竹黄酮的分离效果基本一致，加入1%磷酸或醋酸虽对峰形有影响，可避免拖尾现象的发生，但对目标峰的分离无作用。在这些体系中，甲醇：水体系是最经济的，故确定适宜流动相为甲醇：水体系。不同比例的甲醇：水配比对玉竹黄酮的分离有一定影响（图4-6），其中以58%的甲醇浓度最佳，能够将目标峰有效分开，且保留时间差异合理。确定适宜的流动相为甲醇：水，适宜配比为58∶42。

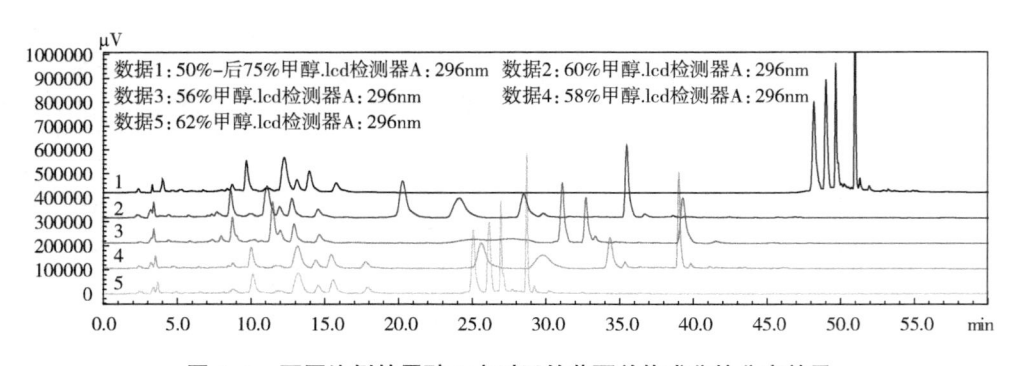

图4-6 不同比例的甲醇：水对玉竹黄酮单体成分的分离效果

4.3.5.2 适宜洗脱程序

以甲醇和水为流动相，在柱温为25 ℃、进样量为50 μL的条件下，研究不同洗脱方法对目标黄酮成分的分离效果，试验结果见图4-7。

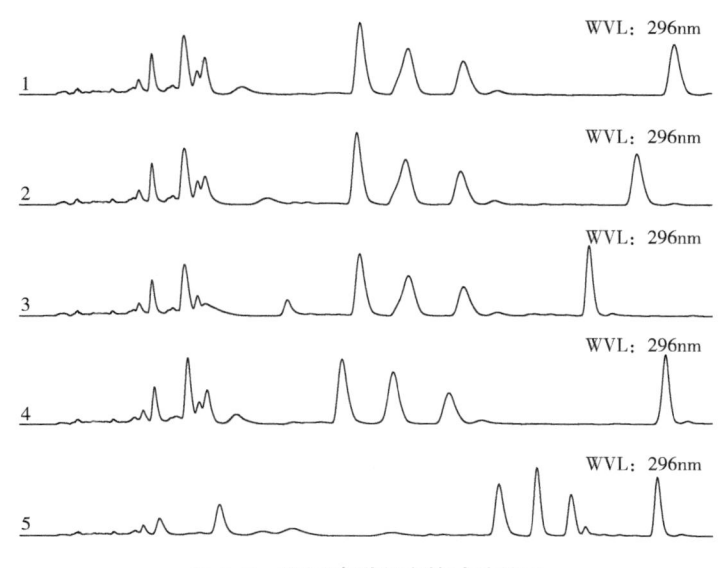

图 4-7 不同洗脱程序的试验结果

1—洗脱程序Ⅰ 2—洗脱程序Ⅱ 3—洗脱程序Ⅲ 4—洗脱程序Ⅳ 5—洗脱程序Ⅴ

由图 4-7 可知，洗脱程序Ⅰ~Ⅴ均能实现目标成分的良好分离，但各程序的总流速不同，洗脱时间差异较大。在保证系统不超压的前提下，流动相流速越大，洗脱时间越短。经多次试验，流动相总流速小于 3 mL/min 时系统不会超压。洗脱程序Ⅰ耗时 180 min 完成一次样品分离过程，在程序Ⅰ的基础上，逐步改进形成程序Ⅱ、程序Ⅲ、程序Ⅳ和程序Ⅴ，洗脱时间逐步缩短，程序Ⅴ最短为 85 min，已能满足目标成分的分离和柱效的恢复，再缩短时间难以兼顾二者的良好效果，确定程序Ⅴ为最佳洗脱程序，有效分离目标成分时的甲醇浓度为 58%，进样时的甲醇浓度为 40%，总流速为 3 mL/min。

4.3.5.3 适宜柱温

分别考察 15 ℃、20 ℃、25 ℃、30 ℃、35 ℃的不同柱温条件下的目标峰分离效果，结果见图 4-8。研究发现，随着柱温的升高，各峰的保留时间均缩短，目标峰的保留时间差变小，虽能够有效缩短洗脱时间，但目标成分的分离效果却逐步变差。柱温为 15 ℃和 20 ℃时，目标成分都能有效分离，柱温大于 20 ℃时，目标成分的保留时间差太小，不利于成分的收集。柱温为 15 ℃时最后一个目标成分的保留时间比 20 ℃时延长了 8 min，故确定适宜柱温为 20 ℃。

4.3.5.4 最佳进样量

分别考察了进样量为 50 μL、100 μL、150 μL、200 μL、250 μL、300 μL 时

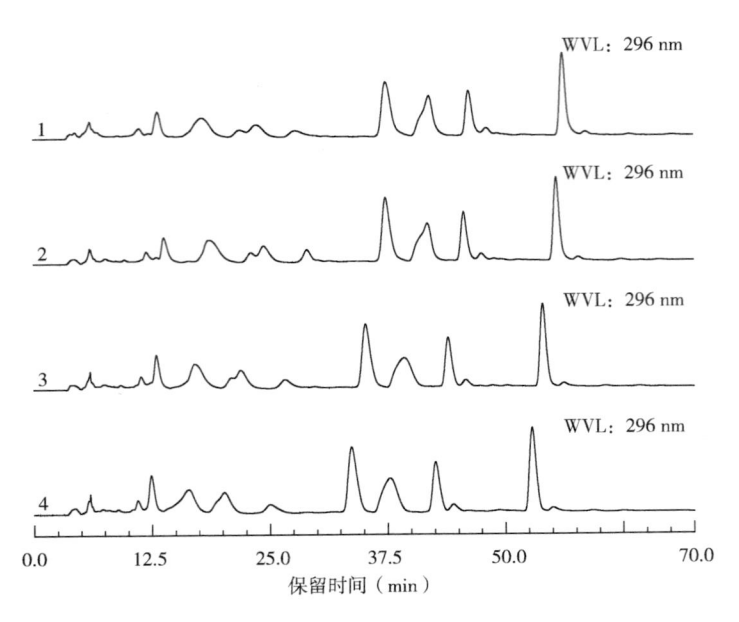

图 4-8 不同柱温对玉竹黄酮单体成分分离效果的影响

1—15 ℃   2—20 ℃   3—25 ℃   4—30 ℃

玉竹黄酮单体成分的分离效果，试验结果见图 4-9。

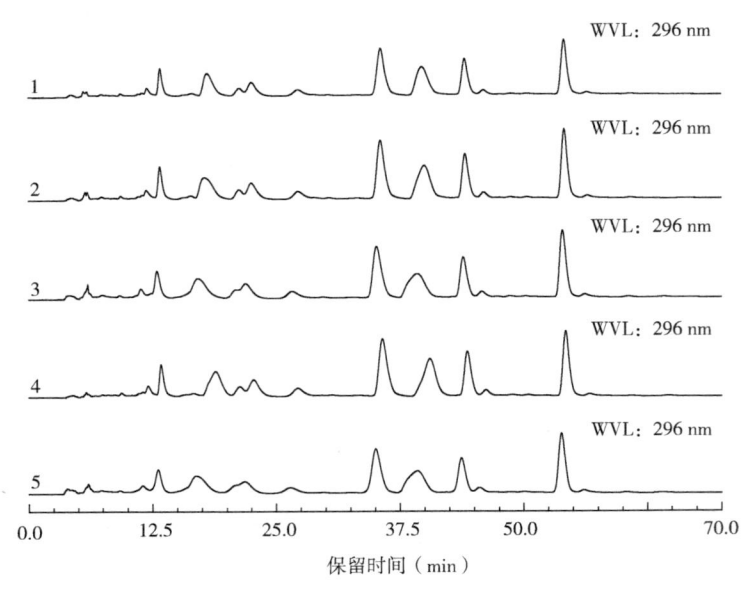

图 4-9 制备玉竹黄酮时不同进样量的试验结果

1—50 L   2—100 L   3—150 L   4—200 L   5—250 L

不同的进样量,不仅影响目标成分的分离度和产率,还影响制备效率和产物纯度。增大进样量,可有效减少制备循环次数,有效节约试剂用量,大大提高经济性,故制备样品必然追求较大的进样量。从图 3-9 可以看出,当进样量达到 250 μL 时,已出现目标峰分离不佳的情况,且设备系统压力已接近限值,说明已达最大限度。为安全操作,且保证制备样品的纯度,确定最佳上样量为 200 μL。

4.3.5.5 目标成分最佳收集延迟时间

以 9 号和 10 号峰为试验收集对象,当流动相总流速为 3 mL/mi 时,按照试验设计的馏分收集时间进行收取,多次试验后合并相同时间收集的馏分,再经分析型高效液相检测。研究发现延迟收集 4 s 以下时,流出成分是 9 号峰的成分;延迟收集 8 s 以上时,流出成分均是 10 号峰的成分;延迟收集 5~7 s 时,流出成分兼有 9 号和 10 号峰成分。确定收集相邻峰成分时,当系统出现相应信号时,若是结束收集,最多延迟 4 s;若是开始收集,至少延迟 8 s。按此条件操作得到的 9 号峰和 10 号峰成分的分析液相结果见图 4-10 和图 4-11,其纯度均在 98%以上。

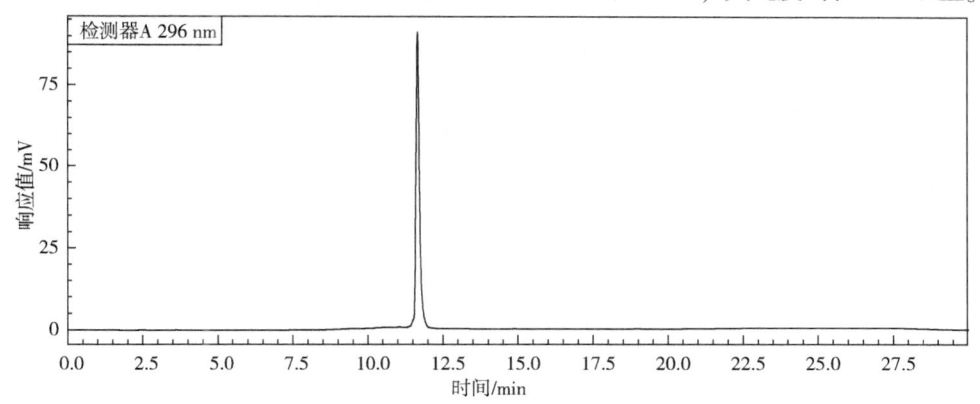

图 4-10　9 号峰成分的 HPLC 色谱图

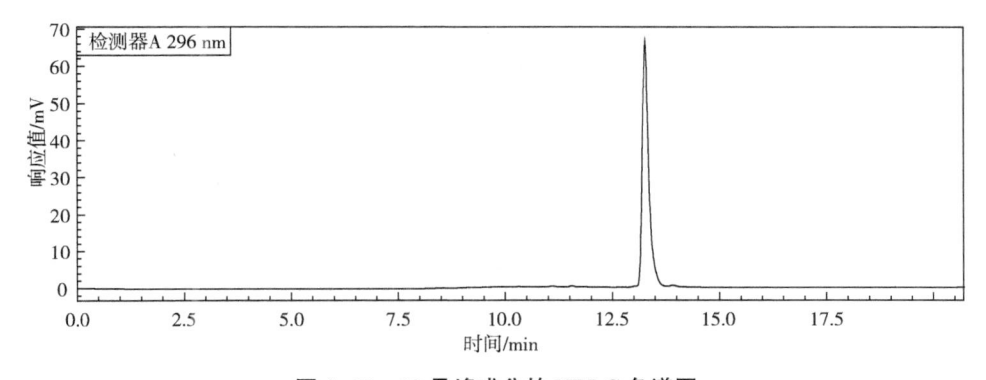

图 4-11　10 号峰成分的 HPLC 色谱图

4.3.6 确定的玉竹黄酮种类

经多次制备累积后,对样品进行液质分析,选取含量和纯度较高的9、10、11、12、16、17号峰成分进行核磁共振碳谱和氢谱扫描,经分析确认10、11、12、16、17号峰成分为玉竹高异黄酮。9号峰成分待进一步分析。

4.3.6.1 化合物Ⅰ(10号峰成分)的结构鉴定结果

淡黄色粉末,ESI-MS检测其质荷比为344,分子式为$C_{19}H_{20}O_6$。

^{1}H-NMR(500 MHz,CD$_3$OD)δ:7.01(2H,d,J=8.3,2.9 Hz,H-2′,6′),6.45(1H,dd,J=3.8 Hz,H-3),6.39(1H,dd,J=8.1 Hz,H-5),4.31(1H,dd,J=11.6,3.9 Hz,H-2a),4.09(1H,dd,J=11.6,6.9 Hz,H-2b),2.99(1H,dd,J=10.9,4.9 Hz,H-9a),2.59(1H,dd,J=10.8,10.1 Hz,H-9b),3.01(1H,m,H-3),12.51(1H,s,H-5),3.91(3H,s,4′-OCH$_3$),2.01(3H,s,8-CH$_3$),1.89(3H,s,6-CH$_3$)

^{13}C-NMR(125 MHz,CD$_3$OD)δ:69.10(C-2),44.3(C-3),198.7(C-4),101.1(C-4a),161.2(C-5),102.2(C-6),157.3(C-7),103.2(C-8),158.1(C-8a),26.6(C-9),116.6(C-1′),156.2(C-2′),101.2(C-3′),158.6(C-4′),104.1(C-5′),131.2(C-6′),8.19(6-CH$_3$)

根据波谱学数据,并与文献数据(Qian Y et al.,2010;Zhou X et al.,2015;郭焕杰等,2012)对照基本一致,鉴定为5,7,6′-三羟基-6,8-二甲基-4′-甲氧基-二氢高异黄酮,其分子结构及质谱、核磁图谱见图4-12~图4-15。

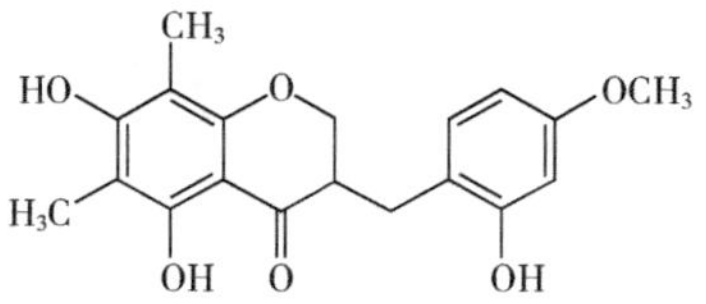

图4-12 化合物Ⅰ分子结构

4.3.6.2 化合物Ⅱ(11号峰成分)的结构鉴定结果

浅黄色粉末,ESI-MS检测其质荷比为314,分子式$C_{18}H_{18}O_6$。

^{1}H-NMR(500 MHz,CD$_3$OD)δ:7.11(2H,d,J=8.1,3.1 Hz,H-2′,6′),6.69(2H,d,J=8.1,2.5 Hz,H-3′,5′),4.19(1H,dd,J=11.0,

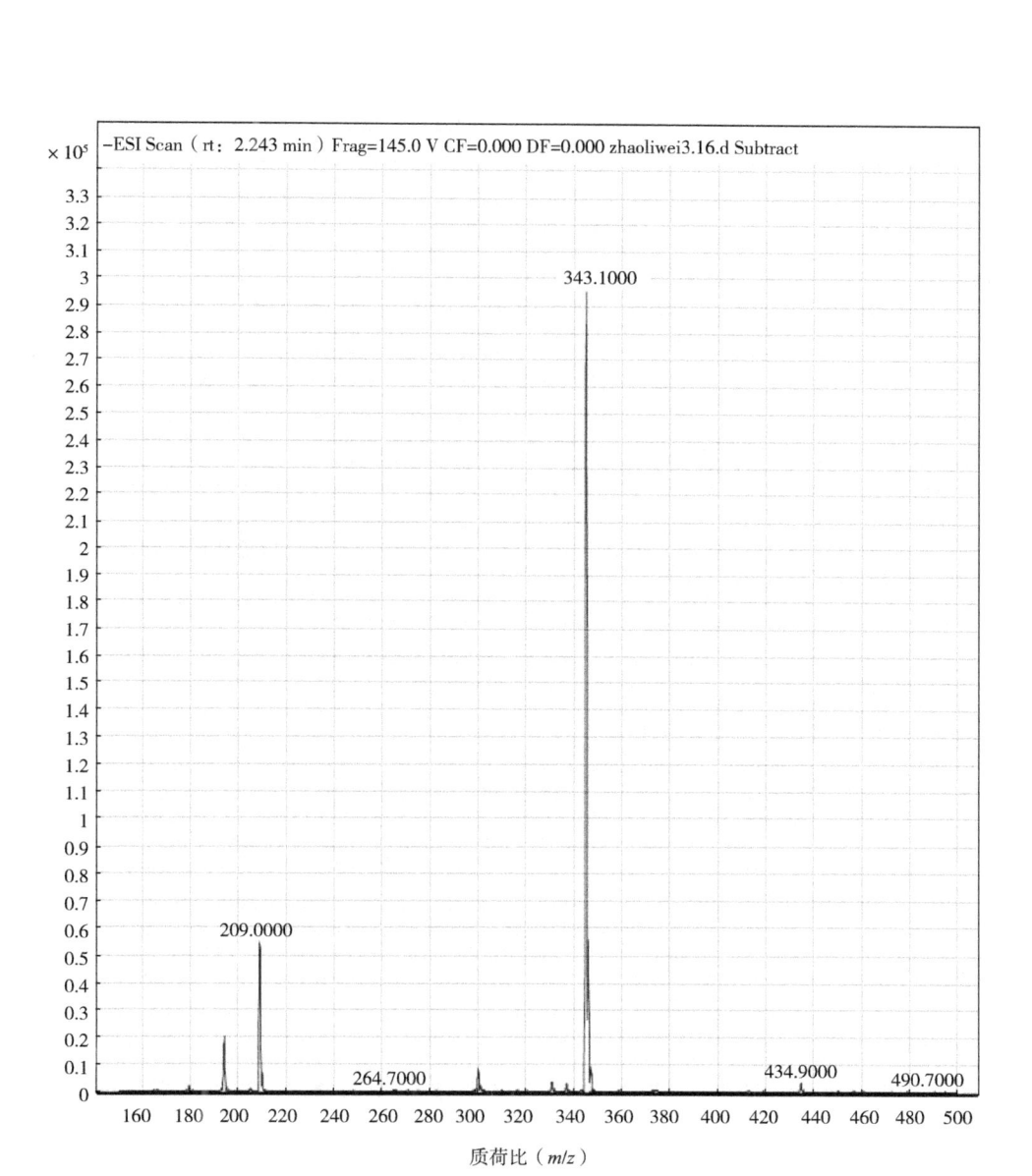

图 4-13 化合物 I 的质谱图

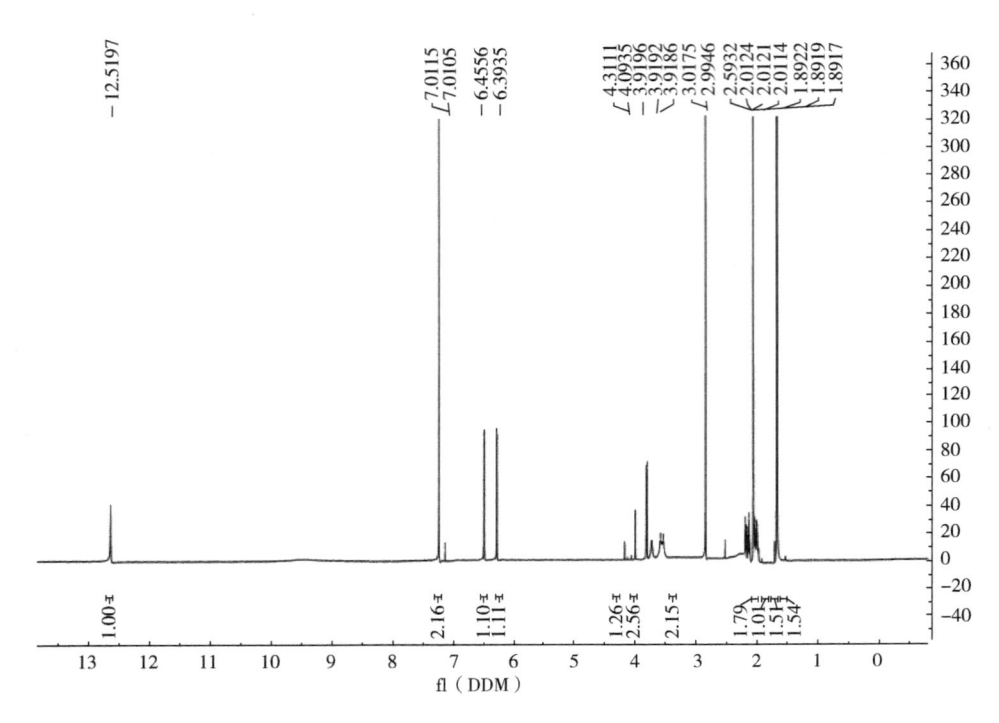

图 4-14　化合物 I 的核磁氢谱图

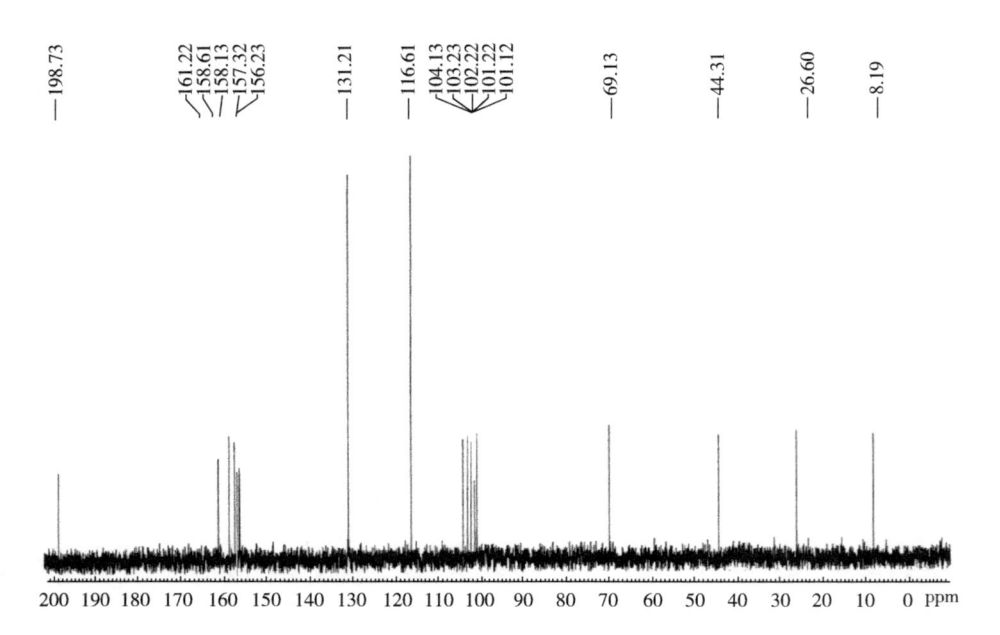

图 4-15　化合物 I 的核磁碳谱图

3.9 Hz, H-2a), 4.12 (1H, dd, $J=11.5$, 7.3 Hz, H-2b), 3.13 (1H, dd, $J=14.0$, 4.9 Hz, H-9a), 2.80 (1H, m, H-3), 2.67 (1H, dd, $J=14.0$, 9.9 Hz, H-9b), 2.04 (3H, s, 6-CH$_3$), 2.01 (3H, s, 8-CH$_3$)

^{13}C-NMR (125 MHz, CD$_3$OD) δ: 199.98 (C-4), 164.11 (C-7), 161.14 (C-5), 160.21 (C-8a), 158.31 (C-4′), 129.97 (C-2′, 6′), 130.41 (C-1′), 115.93 (C-3′, 5′), 105.15 (C-6), 104.11 (C-8), 103.02 (C-4a), 69.98 (C-2), 33.50 (C-9), 8.01 (8-CH$_3$), 7.52 (6-CH$_3$)

根据波谱学数据，并与文献数据（Guo H et al.，2013；Qian Y et al.，2010；郭焕杰等，2012）对照基本一致。鉴定为5，7，4′-三羟基-6，8-二甲基-二氢高异黄酮，其分子结构见图4-16。

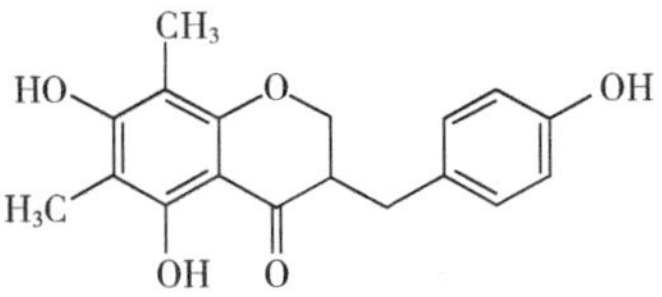

图4-16 化合物Ⅱ分子结构

4.3.6.3 化合物Ⅲ（12号峰成分）的结构鉴定结果

棕黄色粉末，ESI-MS检测其质荷比为330，分子式C$_{18}$H$_{18}$O$_6$。

^{1}H-NMR (500 MHz, CD$_3$OD) δ: 7.11 (2H, d, $J=8.3$ Hz, H-2′, 6′), 6.80 (2H, d, $J=8.6$ Hz, H-3′, 5′), 4.35 (1H, dd, $J=11.6$, 4.5 Hz, H-2a), 4.21 (1H, dd, $J=11.5$, 7.0 Hz, H-2b), 3.69 (3H, s, 8-OCH$_3$), 3.08 (1H, dd, $J=14.0$, 4.7 Hz, H-9a), 2.91 (1H, m, H-3), 2.71 (1H, dd, $J=13.8$, 10.2 Hz, H-9b), 2.01 (3H, s, 6-CH$_3$)

^{13}C-NMR (125 MHz, CD$_3$OD) δ: 200.03 (C-4), 158.95 (C-5), 157.85 (C-7), 155.98 (C-4′), 153.08 (C-8a), 131.68 (C-2′, 6′), 130.55 (C-1′), 129.65 (C-8), 116.47 (C-3′, 5′), 105.38 (C-6), 102.51 (C-4a), 70.69 (C-OCH$_3$), 48.31 (C-3), 33.32 (C-9), 7.21 (6-CH$_3$)

根据波谱学数据，并与文献数据（Guo H et al.，2013；Qian Y et al.，2010；郭焕杰等，2012）对照基本一致。鉴定为5，7，4′-三羟基-6-甲基-8-甲氧基-二氢高异黄酮，其分子结构见图4-17。

4.3.6.4 化合物Ⅳ（16号峰成分）的结构鉴定结果

白色粉末，ESI-MS检测其质荷比为300，分子式C$_{17}$H$_{16}$O$_5$。

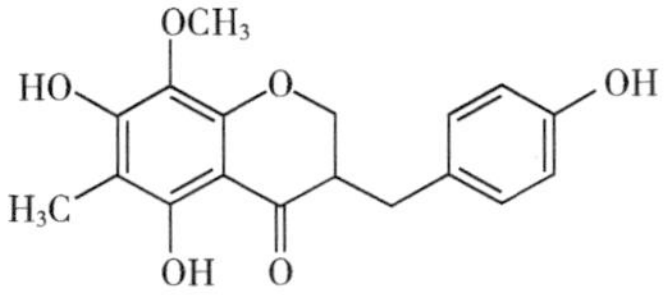

图 4-17 化合物Ⅲ分子结构

^{1}H-NMR（500 MHz，CD$_3$OD）δ：7.11（2H，dd，J=8.3，2.1 Hz，H-2′，6′），6.81（2H，dd，J=8.6，2.1 Hz，H-3′，5′），5.91（1H，s，H-8），4.31（1H，dd，J=11.6，4.4 Hz，H-2），3.06（1H，dd，J=14.1，5.0 Hz，H-9a），2.61（1H，dd，J=13.5，9.5 Hz，H-9b），2.91（1H，m，H-1），1.95（3H，s，3-CH$_3$）

^{13}C-NMR（125 MHz，CD$_3$OD）δ：69.11（C-2），48.32（C-3），200.04（C-4），158.93（C-5），105.41（C-6），157.91（C-7），129.26（C-8），153.12（C-8a），33.35（C-9），130.56（C-1′），136.21（C-2′），116.27（C-3′），155.95（C-4′），114.4（C-5′），131.28（C-6′），7.23（6-CH$_3$）

根据波谱学数据，并与文献数据（Guo H et al.，2013；Qian Y et al.，2010；郭焕杰等，2012）对照基本一致。鉴定为 5，7，4′-三羟基-6-甲基-二氢高异黄酮，其分子结构见图 4-18。

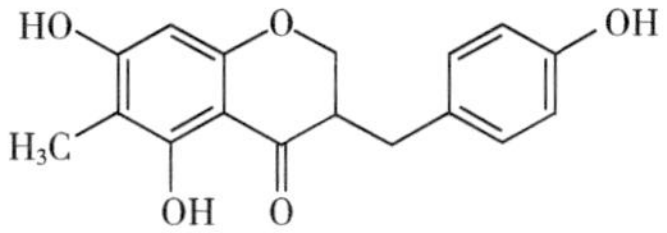

图 4-18 化合物Ⅳ分子结构

4.3.6.5 化合物Ⅴ（17 号峰成分）的结构鉴定结果

白色粉末，ESI-MS 检测其质荷比为 344，分子式 $C_{19}H_{20}O_6$。

^{1}H-NMR（500 MHz，CD$_3$OD）δ：7.16（2H，d，J=8.6 Hz，H-2′，6′），6.87（2H，d，J=8.7 Hz，H-3′，5′），4.31（1H，dd，J=11.3，4.2 Hz，H-2a），4.15（1H，dd，J=11.3，7.0 Hz，H-2b），3.13（1H，dd，J=13.8，4.7 Hz，H-9a），2.84（1H，m，H-3），2.72（1H，dd，J=13.8，10.0 Hz，H-9b），3.77（3H，s，4′-OCH$_3$），3.73（3H，s，8-OCH$_3$），1.98（3H，s，6-CH$_3$）

^{13}C-NMR (125 MHz, CD$_3$OD) δ：200.05（C-4），156.01（C-4′），158.89（C-5），157.76（C-7），153.03（C-8a），131.71（C-2′,6′），130.61（C-1′），129.70（C-8），116.43（C-3′,5′），105.41（C-6），102.55（C-4a），70.56（C-2），61.71（8-OCH$_3$），55.68（4′-OCH$_3$），48.29（C-3），33.38（C-9），7.19（6-CH$_3$）

根据波谱学数据，并与文献数据（Wang W et al.，2011；李丽红等，2009；郭焕杰等，2012）对照基本一致。鉴定为5，7-二羟基-6-甲基-8，4′-二甲氧基-二氢高异黄酮，其分子结构见4-19。

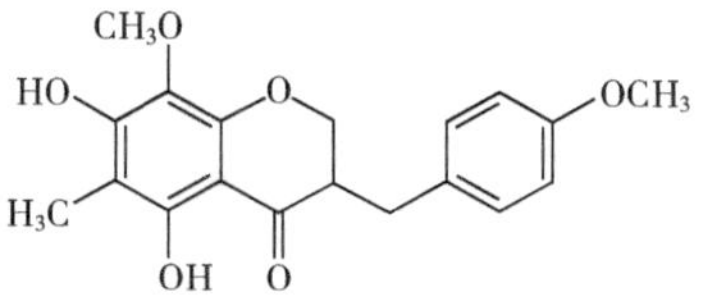

图4-19 化合物Ⅴ分子结构

4.4 讨论

对黄酮单体化合物的分离可以采用柱色谱法、高速逆流色谱等。柱色谱法包括C$_{18}$柱、葡萄糖凝胶柱、氧化铝柱等，可用于难分离成分的砍段处理和易分离成分的分离，要求目标成分间有一定的极性差异。由于玉竹二氢高异黄酮单体成分的分子极性相近，应用其他方法不易获得纯度较高的单体成分，通过本研究确定应用制备型高效液相色谱（制备型C$_{18}$柱）来进行单体分离是可行的，而且获得的五种单体成分纯度较高，可用于进行结构鉴定。在获得五种玉竹二氢高异黄酮的同时，我们还对两个具有定性检验符合黄酮现象的峰成分进行了二次制备液相分离，但由于峰成分的性质相近，此次分离未能达到结构鉴定的纯度要求，待后续进一步分离纯化后进行结构研究。

由于在制备玉竹黄酮时对样品进行了砍段处理，选取黄酮含量较高的一段进行单体成分分离，在其他段或者样品处理的其他阶段的分离液中也可能含有黄酮成分，只是分子极性和制备出的五种玉竹高异黄酮有一定差距，故本试验未选取其他色谱段的成分进行详细研究，这可能也是本研究中未发现新的玉竹黄酮成分的重要原因。后续可进一步全面研究玉竹中的黄酮类化合物成分，尝试发掘新的黄酮种类或者未报道的玉竹中存在的黄酮种类。虽然挖掘新黄酮种类难度较大，但也存在很大的可能性，毕竟目前已知的玉竹黄酮种类是有限的。

在进行五种玉竹二氢高异黄酮分子结构确认时，我们比对了现有的可查数据，经全面分析后才确定我们分离出的单体成分为已知的玉竹黄酮。在进行数据对比时发现相同化合物用不同的核磁设备扫描出的结果是不一样的，但各位置点的数据偏差基本是一致的，由此可以断定结构的一致性。

4.5 本章结论

应用 U3000 制备型高效液相来分离玉竹黄酮单体化合物的最佳条件为，检测波长 296 nm，以甲醇：水 = 58：42 为流动相，进样时甲醇的适宜浓度为 40%，流动相总流速为 3 mL/min，柱温为 20 ℃，单次上样量为 200 μL，收集相邻目标成分时的适宜延迟时间为 4~8 s。

经制备得到 5 种玉竹二氢高异黄酮单体成分，分别为：

5，7，6′-三羟基-6，8-二甲基-4′-甲氧基-二氢高异黄酮

5，7，4′-三羟基-6，8-二甲基-二氢高异黄酮

5，7，4′-三羟基-6-甲基-8-甲氧基-二氢高异黄酮

5，7，4′-三羟基-6-甲基-二氢高异黄酮

5，7-二羟基-6-甲基-8，4′-二甲氧基-二氢高异黄酮

得到的 5 个玉竹单体黄酮成分纯度较高，满足分析和研究生物学活性的纯度要求。

第5章 玉竹黄酮的体内体外抗氧化活性研究

经分离得到的玉竹5，7，6′-三羟基-6，8-二甲基-4′-甲氧基-二氢高异黄酮、5，7，4′-三羟基-6，8-二甲基-二氢高异黄酮、5，7，4′-三羟基-6-甲基-8-甲氧基-二氢高异黄酮、5，7，4′-三羟基-6-甲基-二氢高异黄酮、5，7-二羟基-6-甲基-8，4′-二甲氧基-二氢高异黄酮等单体成分，分子结构不同，抗氧化活性是否存在差异，目前还没有文献报道。研究玉竹高异黄酮的抗氧化活性差异，了解抗氧化活性与分子结构间的关系，有助于更好地利用玉竹黄酮和保护玉竹黄酮的生物学活性。本章试验全面比较5种玉竹二氢高异黄酮单体成分的体内外抗氧化活性差异，体外试验包括DPPH自由基清除能力、抗脂质自由基过氧化能力、对铁离子的还原能力和羟基自由基清除能力。同时，应用斑马鱼比较5种玉竹高异黄酮单体化合物的体内抗氧化活性差异，探讨玉竹二氢高异黄酮的抗氧化活性差异与分子结构的关系。

斑马鱼（图5-1）是脊索动物门鲤科鱼类动物，因其外表有像斑马一样的条纹而得名，又名蓝条鱼、花条鱼，是热带鱼类，在全世界分布广泛，常用作观赏鱼（吴杰，2012）。斑马鱼孵出后3个月即可性成熟，成鱼大小体长3~6 cm，对水质要求不苛刻，一次产卵上百枚（祁美娟，2019）。

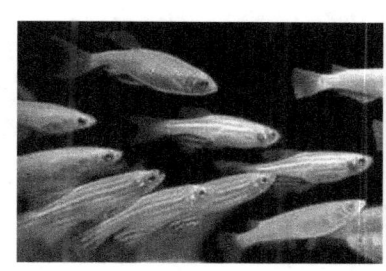

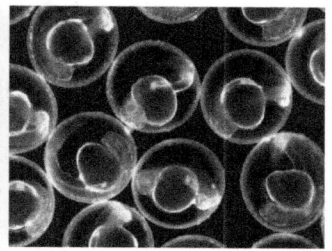

图5-1 斑马鱼和斑马鱼卵

用斑马鱼进行功能成分的活性评价是近年来兴起的一种新手段。美国国家卫生研究院已于2003年将斑马鱼定为重要的实验动物，接受并认可用斑马鱼进行的化合物毒性评价和功能性评价结果（Caro M et al.，2016）。目前，斑马鱼已广泛用于分子生物学研究、发育学研究、癌症研究、肥胖病和传染病防控研究和环境评价（Xu C et al.，2016；王佳佳等，2007；Grabher C and Look A T，

2006），在药理药效评价和功能食品评价中的应用越来越广泛。究其原因是斑马鱼的生物结构和生理功能与哺乳动物高度相似，与人类的基因有87%的同源性（许冰洁等，2016），斑马鱼的细胞信号传导通路和人类的信号通路也基本相似，斑马鱼的试验结果可预测人体试验的可行性。同时，斑马鱼还具有个体小、适应性强、繁殖量大、繁殖周期短、胚胎发育透明、试验用药量小等特点（李二文等，2019），这些是小鼠试验和大鼠试验无法攀比的。

5.1 试验材料

5.1.1 材料与试剂

AB系斑马鱼，购于中国海洋大学分子生物学实验室；丰年虾（斑马鱼食料），产自渤海湾盐田卵，于冰箱避光冷藏，投喂前用养鱼水孵化30 h，清除死卵，用清水冲洗干净后投喂。

2,2-偶氮二（2-甲基丙基咪）二盐酸盐（AAPH），美国Sigma公司；氯化钠、氯化钾、氯化钙、二甲基亚砜（DMSO）、硫酸镁，分析纯，国药集团上海试剂有限公司。

丙二醛（MDA）测试盒、活性氧（ROS）测试盒、超氧化歧化酶（SOD）试剂盒，购自南京建成生物研究所。

5,7,6'-三羟基-6,8-二甲基-4'-甲氧基-二氢高异黄酮（PDCO-1）、5,7,4'-三羟基-6,8-二甲基-二氢高异黄酮（PDCO-2）、5,7,4'-三羟基-6-甲基-8-甲氧基-二氢高异黄酮（PDCO-3）、5,7,4'-三羟基-6-甲基-二氢高异黄酮（PDCO-4）、5,7-二羟基-6-甲基-8,4'-二甲氧基-二氢高异黄酮（PDCO-5），自制；抗坏血酸，国药集团化学试剂有限公司；卵磷脂，北京奥博星生物技术有限公司；95%乙醇、硫酸亚铁、水杨酸、过氧化氢、焦性没食子酸、盐酸、磷酸二氢钠、磷酸氢二钠、氯化钠、铁氰化钾、三氯乙酸、氯化铁、硫代巴比妥酸，均为分析纯；蒸馏水，现制。

5.1.2 主要仪器

DHG-9245A鼓风干燥箱，上海一恒科学仪器有限公司；RE-52旋转蒸发器，山东鄄城华鲁电热仪器有限公司；HH-S数显恒温水浴锅，金坛市医疗仪器厂；SHZ-D90（Ⅲ）循环水式真空泵，巩义市英峪予华仪器厂；KQ-500超声波清洗器，昆山市超声仪器有限公司；TDL-5-A离心机，上海安亭科学仪器厂；PHS-25 pH计，上海越平；DHL-A电脑恒流泵，上海青浦沪西仪器厂；Furi天平，苏州富能电子科技有限公司；FA1604A 电子天平，上海精密电子仪器有限公司；Active Blue-ZEB 斑马鱼饲养系统，意大利 Tecniplast 公司；XIR 台式离心机，美国赛默飞公司；SMZ-161-BP 体式显微镜，Motic 公司；NanoDropOneC 超微量紫外—可见光分光光度计，ThermoFisher 公司；BDM320 倒置式生物显微镜，Optec 公司；Milli Q 超纯水机，默克密理博实验室设备有限公司；TECAN Spark 10M 全波长多功能酶标仪，瑞士 TECAN Spark 公司；SCQ-1000B 数控超声波清洗机，上海声彦超声波仪器有限公司；BKQ-B75Ⅱ立式压力蒸汽灭菌器，济南好来宝医疗器材有限公司；GZH-280A 智能光照培养箱，杭州汇尔仪器设备有限公司；移液管、洗耳球、烧杯、容量瓶及其他常规玻璃仪器。

5.2 试验方法

5.2.1 玉竹二氢高异黄酮体外抗氧化试验

5.2.1.1 DPPH 自由基清除能力测定

参考范金波等的试验操作方法进行 5 种玉竹二氢高异黄酮和对照维生素 C 的 DPPH 自由基清除能力测定（范金波等，2015；Sharma V et al.，2008；Chang C C et al.，2002；Qiao D et al.，2009）。

5.2.1.2 抗脂质体过氧化能力的测定

参考雷永平等的试验操作方法进行 5 种玉竹二氢高异黄酮和对照维生素 C 的抗脂质体过氧化能力测定（雷永平，2019；Zhao P et al.，2015）。

5.2.1.3 还原力的测定

参考杨文娟等（2020）的试验操作方法进行 5 种玉竹二氢高异黄酮和对照维生素 C 的铁离子还原能力测定。

5.2.1.4 羟基自由基清除率测定

参考罗秋水等的试验操作方法进行 5 种玉竹二氢高异黄酮和对照维生素 C 的羟基自由基清除能力测定（罗秋水等，2015；Murzakhmetova M et al.，2008；Qiao D et al.，2009）。

5.2.2 玉竹二氢高异黄酮斑马鱼体内抗氧化试验

5.2.2.1 斑马鱼喂养和胚胎收集

将购买的 AB 系斑马鱼成鱼饲养于专用养殖缸内,参照 Westerfield M (2007) 的养殖条件进行试验用斑马鱼的养殖和培育。具体条件为,温度 26~30 ℃、换气次数 10 次/h、昼夜明暗交替时间 14 h (明)/10 h (暗)、昼光强度≥150 lux、水的 pH 6.8~7.2、溶解氧 10 mg/L、电导率 500 μS,每天更换新的养殖水 10%。

斑马鱼养料为丰年虾,产自渤海湾盐田卵,于冰箱避光冷藏,投喂前用养鱼水孵化 30 h,清除死卵,用清水冲洗干净后按幼虾和饲养水的 1:9 体积比混匀,每次按每条成鱼 0.5 mL 投喂 (柯贤富等,2014),每天早晚各喂一次。

选取饲养 3 周以上的健康成鱼,雌雄各半,分别放入交配缸内,置入人工培养箱内,控制温度为 28 ℃,停止喂食一天。在光照时间撤走交配缸中间的隔板,使雌雄鱼进行交配并产卵。当鱼卵产生并落入缸底的收集区后立即收集,置入洁净的培养皿中,用胚胎培养液清洗三次,去除杂质后加入胚胎培养液,于 28 ℃ 下恒温培养 4 hpf 左右 (hpf, hours post fertilization, 受精小时)(李全国等,2014),去除死卵,再次清洗干净后继续培养,用于玉竹黄酮抗氧化试验。

斑马鱼胚胎培养液的配制:超纯水中溶入 10% 氯化钠、0.3% 氯化钾、0.3% 氯化钙和 0.8% 硫酸镁。

5.2.2.2 玉竹二氢高异黄酮溶液和维生素 C 溶液配制

精确配制玉竹黄酮 PDCO-1、PDCO-2、PDCO-3、PDCO-4 和 PDCO-5 溶液,每种玉竹黄酮均配制 10 μg/mL、20 μg/mL、50 μg/mL、100 μg/mL、200 μg/mL 浓度梯度组。为提高玉竹黄酮的溶解性,各溶液配制时均加入 0.001% 的 DMSO (此浓度已经文献证实对斑马鱼胚胎无毒)(周程等,2019)。配制时溶剂为斑马鱼胚胎培养液。

精确配制 10 μg/mL、20 μg/mL、50 μg/mL、100 μg/mL、200 μg/mL 的维生素 C 溶液,用于抗氧化试验的对照品。配制时溶剂为斑马鱼胚胎培养液。

5.2.2.3 玉竹黄酮的斑马鱼胚胎毒性试验

取培养 8 hpf 的斑马鱼胚胎,转入到 12 孔细胞培养板中,每孔放入 10 个胚胎。将加入胚胎的孔板随机分为六组,即 PDCO-1、PDCO-2、PDCO-3、PDCO-4、PDCO-5 和空白对照组。玉竹黄酮组每组设 10 μg/mL、20 μg/mL、50 μg/mL、100 μg/mL、200 μg/mL 五个浓度梯度,每个梯度设 3 个孔 (平行试验)，按分组情况每孔加入相应的玉竹黄酮溶液 5 mL。空白对照组取 2 组，每组 3 个孔，第 1 组空白每孔加入 5 mL 胚胎培养液，第 2 组空白每孔加入含 0.001% DMSO 的胚胎培养液 5 mL。将处理完的 12 孔板转入恒温培养箱，于 28 ℃下恒温培养并定时观察和检测胚胎的卵凝结、眼睛、体节、尾部畸形、心脏、幼鱼死亡和自主活动等情况。

5.2.2.4　AAPH 诱导斑马鱼胚胎氧化应激模型的建立

研究表明，一定浓度的 2,2-偶氮二（2-甲基丙基咪）二盐酸盐（AAPH）可诱发斑马鱼胚胎内氧化应激反应（Kang M C et al., 2013），使斑马鱼胚胎内产生过量的活性氧（ROS），活性氧又可进一步造成胚胎的一系列细胞损伤，典型表现为胚胎内的丙二醛（MDA）含量和超氧化歧化酶（SOD）含量明显升高，如果机体无法清除最终会导致胚胎死亡。

选取经 8 hpf 培养后发育正常的斑马鱼胚胎置入 24 孔细胞培养板中，每孔放入 6 个胚胎，分别加入 2 mg/mL、4 mg/mL、6 mg/mL、8 mg/mL、10 mg/mL 的 AAPH 溶液 2 mL，平行试验 3 次。将处理完的细胞培养板置入恒温培养箱，于 28 ℃下恒温培养 3 h，统计幼鱼的存活率和畸形率，并检测幼鱼体内的 ROS 含量。

5.2.2.5　玉竹二氢高异黄酮的斑马鱼胚胎抗氧化活性评价

试验分为 PDCO-1、PDCO-2、PDCO-3、PDCO-4、PDCO-5、维生素 C 对照组和空白对照组，除空白对照组外，每组均按玉竹黄酮毒性评价试验确定的安全浓度范围进行给药。操作时各样品的每个浓度均设置 3 个平行试验，在 24 孔细胞培养板中按序依次加入样品溶液 2 mL。维生素 C 对照组采用和玉竹黄酮样品相同的浓度梯度，在 24 孔细胞培养板中依次加入维生素 C 溶液 2 mL。空白对照组加入含 0.001% DMSO 的胚胎培养液 2 mL。向各组样品的孔中分别加入经 8 hpf 培养后发育正常的斑马鱼胚胎 6 个，然后立即转入 28 ℃恒温培养箱中 1 h，立即向各孔中加入适宜诱导浓度剂量下的 AAPH 溶液进行氧化应激诱导。再次转入到 28 ℃恒温培养箱中，孵育 3 h 后统计幼鱼存活率和正常发育率，并检测斑马鱼幼鱼中 ROS 含量、MDA 活性和 SOD 活性，进行抗氧化效果评价。

5.2.2.6　相关测定指标和酶活性检测方法

(1) 斑马鱼胚胎及幼鱼发育表型观察及存活率统计。

将斑马鱼胚胎转入恒温培养箱后，定时用体式显微镜观察斑马鱼胚胎或幼鱼的生长发育情况，记录正常发育数、死亡数和畸形数，并及时移除死亡胚胎或幼鱼。正常的斑马鱼胚胎生长发育比较迅速，培养 24 hpf 即基本发育成形，48 hpf 开始出现心跳（15 s 内 50 次左右），54 hpf 基本孵化完全，72 hpf 便可完全孵化成幼鱼，120 hpf 所有器官均已发育完成（Caro M et al.，2016；赵雪松，2013；涂文清，2014）。培养过程中出现的异常现象包括胚胎死亡、幼鱼死亡、畸形。死亡胚胎发白；死亡幼鱼无心跳，尾部弯曲，用镊子触碰无反应；畸形包括卵凝结、卵黄膜水肿、心胞膜水肿、脊柱弯曲等现象（倪睿，2018；高亚平，2018；李远志，2016）。

存活率＝存活个数／总个数×100%

正常发育率＝正常个数／总存活个数×100%

（2）ROS 含量计算。

斑马鱼胚胎培养结束后，过滤出胚胎，用生理盐水清洗干净。胚胎加入适量生理盐水后用组织匀浆机进行匀浆处理，并配制成 10% 组织液。用南京建成生物研究所研制的活性氧（ROS）测试盒来测试并计算 ROS 含量。

配制 1 mmol/L DCFH-DA 工作液和 PBS 溶液。在 48 孔板上设定测试孔和对照孔，测定孔中加入 380 μL 斑马鱼胚胎组织匀浆液、20 μL 1 mmol/L DCFH-DA 工作液，对照孔中加入 380 μL 斑马鱼胚胎组织匀浆液、20 μL PBS 溶液。混匀后置入恒温培养箱，37 ℃下恒温避光 1 h，在酶标仪上设置 485 nm 和 525 nm 双检测波长后进行测定。

ROS 含量（U/mL）＝荧光强度／组织液体积

（3）MDA 活性。

样品处理方法同"ROS 含量计算"部分，用南京建成生物研究所研制的丙二醛（MDA）测试盒来测试并计算斑马鱼胚胎的 MDA 含量。

（4）SOD 活性。

样品处理方法同"ROS 含量计算"部分，用南京建成生物研究所研制的超氧化歧化酶（SOD）测试盒来测试并计算斑马鱼胚胎的 SOD 含量。

5.2.3 数据处理

试验结果数据用 t-test 进行方差分析，结果用平均值±标准差表示，$P<0.05$ 表示差异显著，$P<0.01$ 表示差异极显著。

5.3 结果和分析

5.3.1 玉竹二氢高异黄酮体外抗氧化试验结果

对 5 种玉竹二氢高异黄酮分别进行了 DPPH 自由基清除能力、抗脂质过氧化

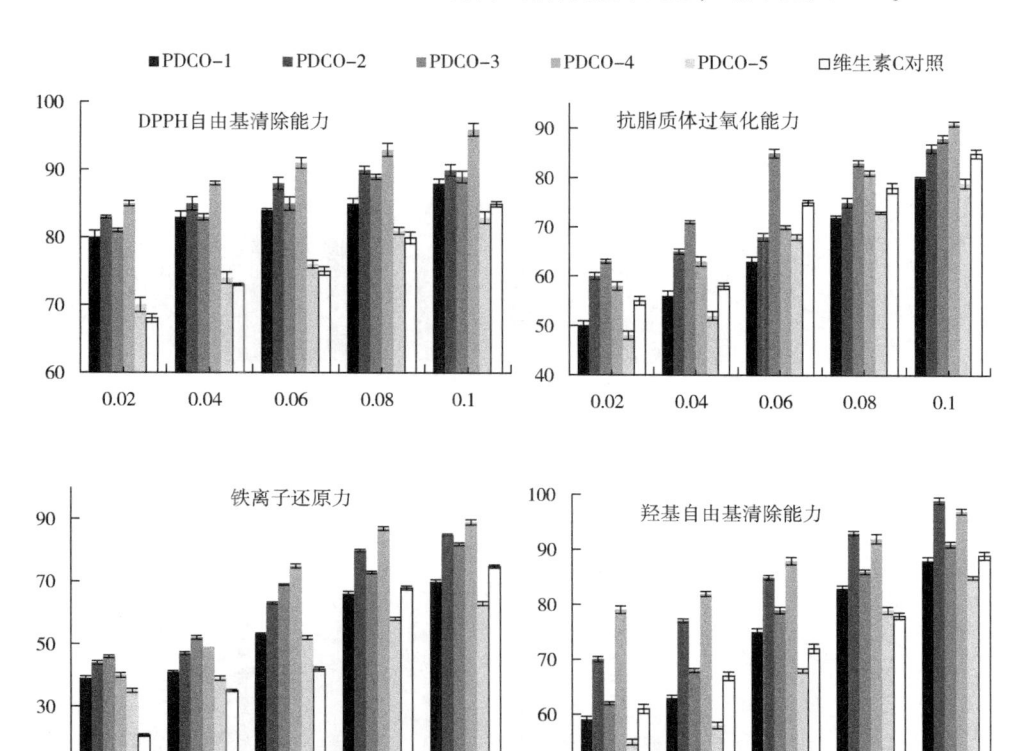

能力、抑制铁离子还原能力和羟基自由基清除能力试验，结果见图5-2。

图5-2 5种玉竹二氢高异黄酮体外抗氧化能力

由图5-2可知，5种玉竹二氢高异黄酮均显示出较好的DPPH自由基清除能力、抗脂质体过氧化能力、铁离子还原能力和羟基自由基清除能力；抗氧化能力随黄酮浓度的升高而增大，呈现正相关性。在相同浓度下，PDCO-4、PDCO-3和PDCO-2显示出较强的抗氧化能力，其抗氧化能力强于相同浓度下的对照维生素C；而PDCO-1和PDCO-5的抗氧化能力弱于维生素C。

5.3.2 斑马鱼体内抗氧化试验结果

5.3.2.1 玉竹二氢高异黄酮的毒性

5种玉竹二氢高异黄酮（PDCO-1、PDCO-2、PDCO-3、PDCO-4、PDCO-5）按不同浓度梯度（10 μg/mL、20 μg/mL、50 μg/mL、100 μg/mL、200 μg/mL）进行了斑马鱼胚胎毒性试验，胚胎经5 d（120 hpf）培养后斑马鱼的存活率情况

见图 5-3，畸形率情况见图 5-4。

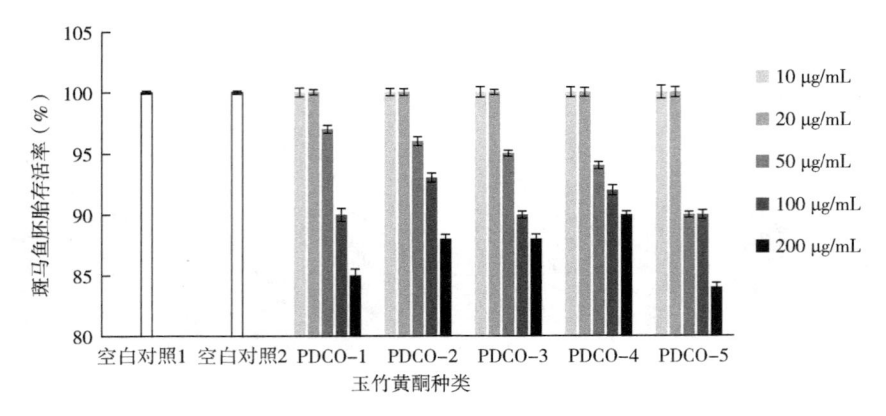

图 5-3　5 种玉竹二氢高异黄酮对斑马鱼胚胎存活率的影响

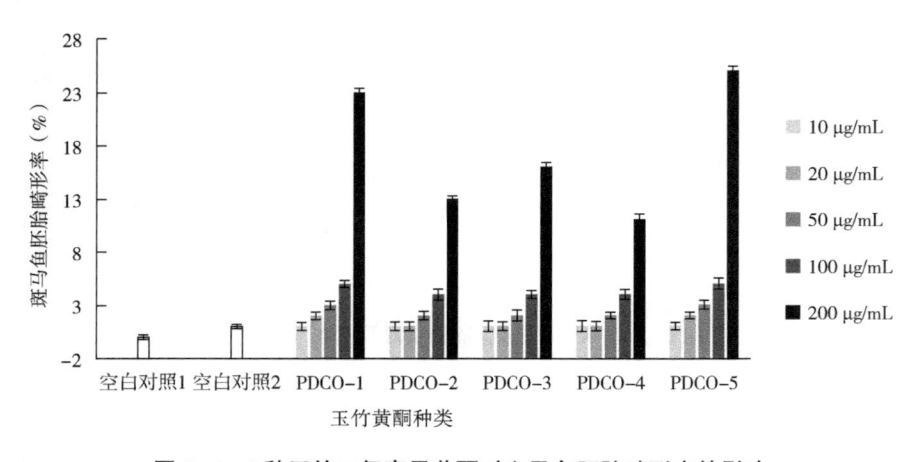

图 5-4　5 种玉竹二氢高异黄酮对斑马鱼胚胎畸形率的影响

由图 5-3 和 5-4 可知，接入玉竹二氢高异黄酮的各组斑马鱼胚胎经过 120 hpf（5 d）培养后的存活率均大于 80%，说明 200 μg/mL 的浓度仍未达到半数致死浓度。但随着黄酮浓度的升高，胚胎的存活率下降，200 μg/mL 时的存活率是对照组的 84%，存活率下降明显（$P<0.05$）。虽然在玉竹高异黄酮各设定浓度下斑马鱼胚胎的存活率都较高，但观察胚胎的畸形率图可知，随着黄酮浓度的升高，胚胎的畸形率显著提高。玉竹黄酮浓度为 200 μg/mL 时，PDCO-5 导致的胚胎畸形率高达 25%，PDCO-1 导致的胚胎畸形率为 23%，PDCO-2、PDCO-3 和 PDCO-4 导致的畸形率也都高于 10%，说明此浓度对斑马鱼的正常生长有一定影响。当玉竹黄酮浓度小于 100 μg/mL 时，各浓度下的玉竹黄酮导致的斑马鱼胚

胎畸形率均未大于 5%，说明小于 100 μg/mL 的浓度对斑马鱼胚胎无毒。

对照 1 组为斑马鱼胚胎培养液，存活率为 100%，经过 5 d 的培养，胚胎都发育成幼鱼，生长情况正常。对照 2 组为含 0.001% DMSO 的胚胎培养液，经 5 d 培养后，存活率仍为 100%，畸形率仅为 1%，充分说明试验设定的浓度下，DMSO 不会对斑马鱼的生长造成影响。斑马鱼胚胎培养过程中出现的各种畸形和正常发育体型见图 5-5。

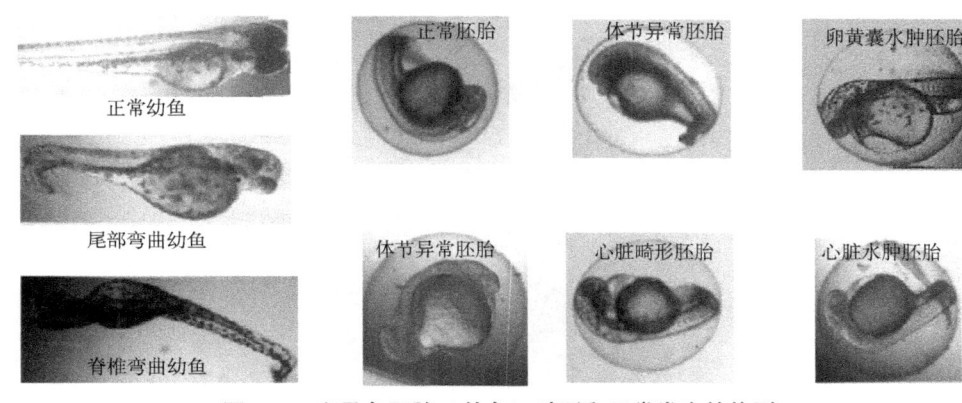

图 5-5　斑马鱼胚胎（幼鱼）畸形和正常发育的体型

5.3.2.2　AAPH 诱导斑马鱼胚胎氧化应激模型的适宜浓度

对培养 8 hpf 的斑马鱼胚胎分别进行了 2 mg/mL、4 mg/mL、6 mg/mL、8 mg/mL、10 mg/mL 的 AAPH 溶液的氧化应激诱导反应，经 3 h 恒温培育后立即进行存活率、畸形率和 ROS 含量统计，结果见图 5-6~图 5-8。

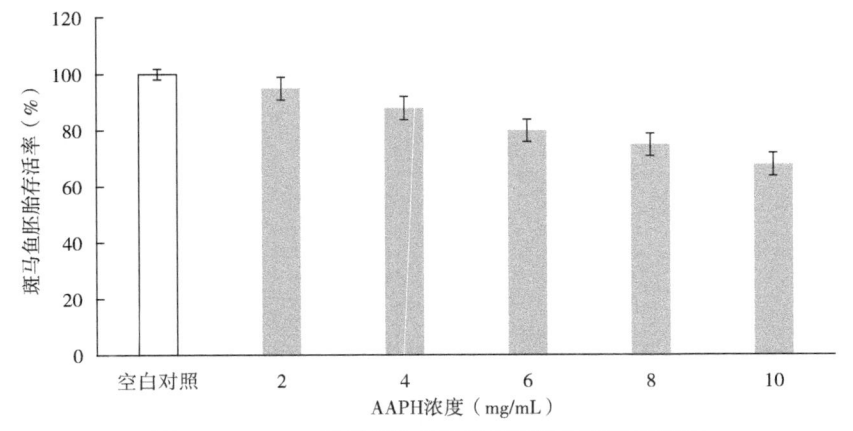

图 5-6　AAPH 诱导氧化应激反应斑马鱼胚胎存活率

从图 5-6 可以看出，斑马鱼胚胎暴露于不同浓度的 AAPH 溶液后，在 3 h 的培养期内均有较高的存活率，但存活率随着 AAPH 溶液浓度的升高而下降。当 AAPH 溶液浓度达到 10 mg/mL 时，斑马鱼胚胎在 3 h 内死亡率即可达到 32%（死亡率＝100%-存活率）。可见，高浓度的 AAPH 对斑马鱼胚胎的致毒性是很强的，可快速导致胚胎的氧化应激反应，过高的 AAPH 浓度不利于考察斑马鱼的氧化应激反应。

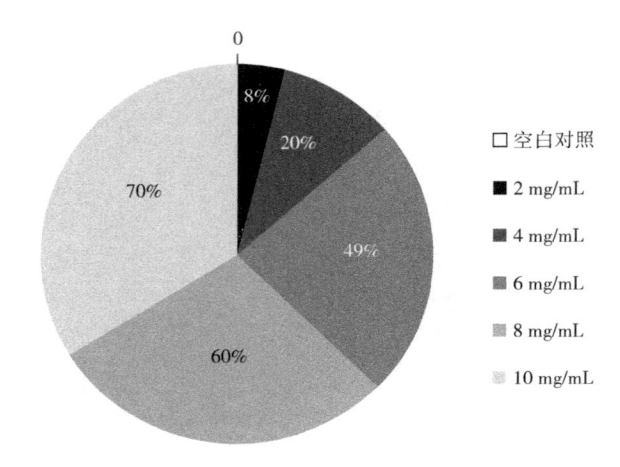

图 5-7　AAPH 诱导氧化应激反应斑马鱼胚胎畸形率

从图 5-7 可以看出，斑马鱼胚胎暴露于不同的 AAPH 溶液后，在 3 h 的培养时间内畸形率随 AAPH 溶液浓度的升高而升高。当 AAPH 溶液浓度达到 6 mg/mL 时，斑马鱼胚胎在 3 h 内畸形率即可达到 49%；10 mg/mL 时畸形率已达到 70%。当 AAPH 浓度超过 6 mg/mL 时，斑马鱼胚胎已基本不能正常发育。确定 AAPH 对斑马鱼胚胎氧化应激反应造模的适宜浓度不能超过 6 mg/mL。

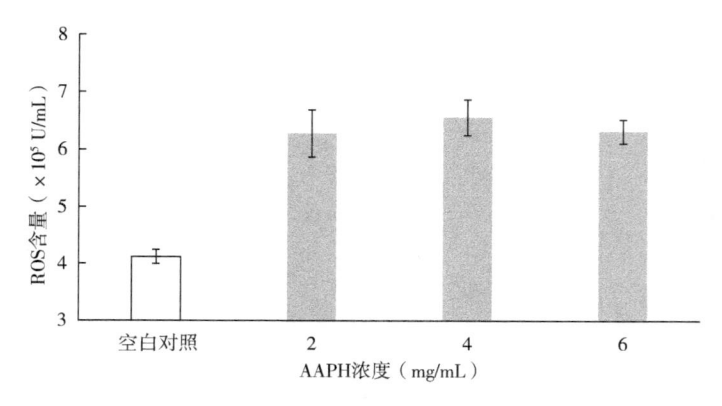

图 5-8　AAPH 诱导氧化应激反应斑马鱼胚胎 ROS 含量

对 AAPH 溶液浓度分别为 2 mg/mL、4 mg/mL 和 6 mg/mL 时斑马鱼胚胎的 ROS 含量进行了测定（结果见图 5-8）。与空白对照组相比（$4.12×10^5$ U/mL），三个浓度下斑马鱼胚胎的 ROS 含量均明显上升（$P<0.01$），分别为 $6.28×10^5$ U/mL、$6.56×10^5$ U/mL 和 $6.32×10^5$ U/mL，符合造模指标变化趋势。其中，AAPH 溶液浓度为 4 mg/mL 时的 ROS 含量最高，究其原因是低浓度下的 AAPH 导致斑马鱼胚胎的氧化应激反应不够强，但浓度升高又会导致胚胎畸形率升高，胚胎的新陈代谢受阻，ROS 含量自然会随之下降。

综合斑马鱼胚胎的存活率、畸形率和 ROS 含量三个因素，确定 AAPH 诱导斑马鱼胚胎氧化应激反应的适宜浓度为 4 mg/mL。

5.3.2.3 不同浓度玉竹二氢高异黄酮对 AAPH 诱导斑马鱼胚胎氧化应激水平的影响

因对玉竹二氢高异黄酮进行斑马鱼胚胎毒性试验时发现 200 μg/mL 的浓度对胚胎造成一定程度的毒性，畸形率偏高，故进行斑马鱼胚胎体内抗氧化活性试验时设定 5 种玉竹二氢高异黄酮的合适浓度梯度为 10 μg/mL、20 μg/mL、50 μg/mL 和 100 μg/mL，对照维生素 C 也按相同浓度梯度进行选取，并用 4 mg/mL 的 AAPH 诱导斑马鱼胚胎发生氧化应激反应，进行了胚胎存活率、胚胎畸形率、胚胎 ROS 含量、MDA 活性和 SOD 活性评价。胚胎的存活率情况见图 5-9。

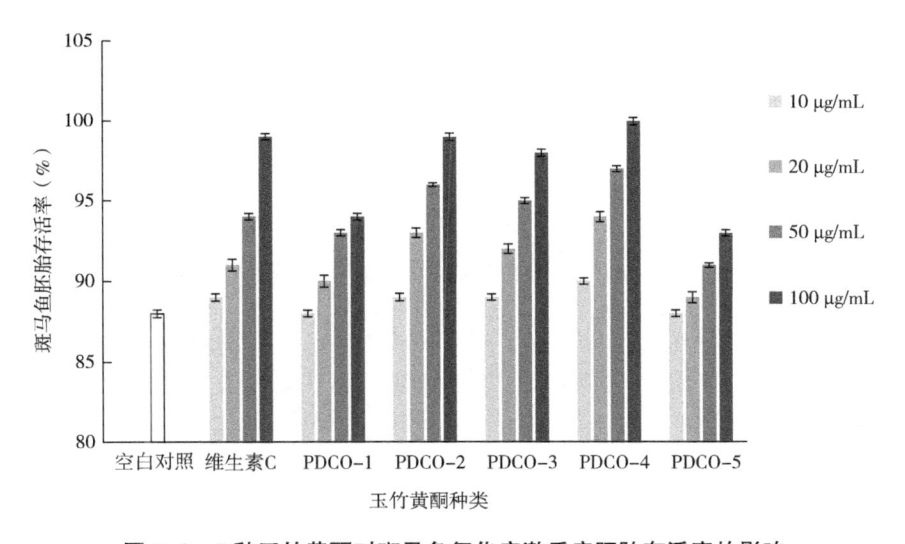

图 5-9　5 种玉竹黄酮对斑马鱼氧化应激反应胚胎存活率的影响

由图5-9可知，5种玉竹二氢高异黄酮及维生素C对由AAPH引起斑马鱼胚胎氧化应激反应均有较好的抑制作用，表现为斑马鱼胚胎的存活率显著提高，尤其是PDCO-4，在浓度为100 μg/mL时，斑马鱼胚胎的存活率达到100%，和未加任何抑制剂（玉竹黄酮或者维生素C）的空白对照相比，差异显著（$P<0.01$）。5种玉竹二氢高异黄酮和对照维生素C对斑马鱼胚胎氧化应激反应的抑制程度均随浓度的提高而增大，胚胎的存活率和浓度成正相关性；各浓度下的胚胎存活率都高于空白对照，说明5种玉竹二氢高异黄酮均具有一定的斑马鱼胚胎体内抗氧化活性。相比之下，各浓度下的PDCO-4对提高斑马鱼胚胎存活率的作用均略高于维生素C；PDCO-2和PDCO-3接近维生素C；而PDCO-1和PDCO-5的作用没有维生素C强。

进一步考察各浓度下斑马鱼胚胎的畸形率（图5-10），我们发现，维生素C和5种玉竹二氢高异黄酮均可降低斑马鱼胚胎的畸形率，促进胚胎正常发育，畸形率的降低程度和试验样品的浓度升高正相关，浓度越高，畸形率越低；说明随浓度的升高，对胚胎体内氧化应激反应的抑制作用逐渐增强。

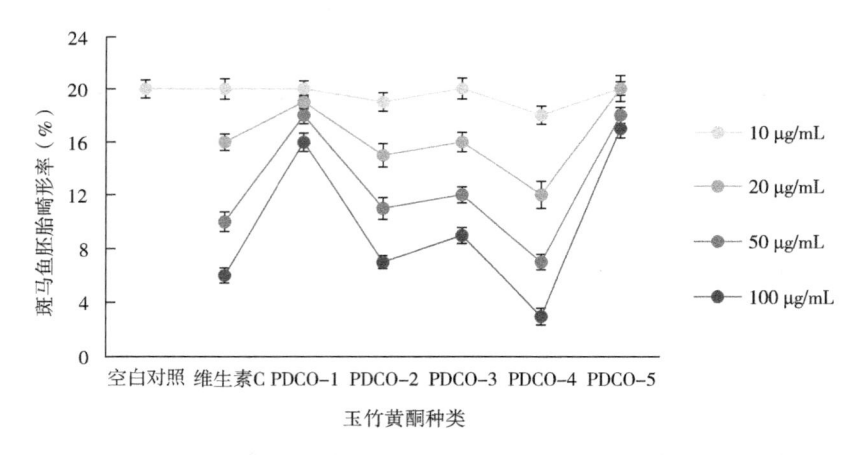

图5-10　5种玉竹黄酮对斑马鱼氧化应激反应胚胎畸形率的影响

在降低斑马鱼胚胎畸形率方面，5种玉竹二氢高异黄酮表现出的活性大小显著不同（$P<0.05$）。PDCO-4各浓度下的作用均强于对照维生素C，PDCO-2和PDCO-3的积极作用相当于维生素C；和对存活率的影响相似，PDCO-1和PDCO-5的作用不及对照维生素C。PDCO-4在浓度为100 μg/mL时，胚胎的畸形率已降到3%，胚胎已基本能正常发育。

为进一步评价5种玉竹二氢高异黄酮对斑马鱼胚胎的体内抗氧化活性，试验研究时进一步测定了胚胎体内的ROS含量、MDA活性和SOD活性。不同浓度玉竹二氢高异黄酮试验条件下斑马鱼胚胎经AAPH诱导氧化应激反应后的体内ROS

含量见图 5-11。

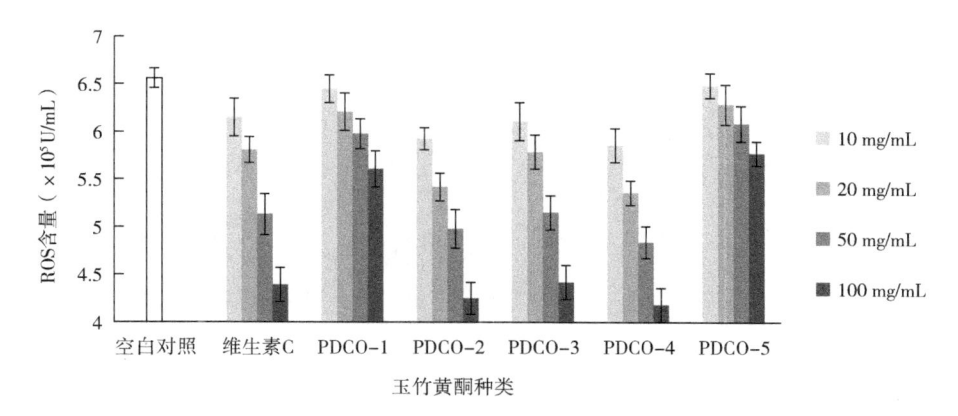

图 5-11　5 种玉竹黄酮对斑马鱼胚胎氧化应激反应胚胎 ROS 含量的影响

正常斑马鱼胚胎体内的 ROS 含量为 $4.2×10^5$ U/mL 左右，经 AAPH 诱导后 ROS 含量为已达到 $6.56×10^5$ U/mL（图 5-11 中空白对照）。ROS 为游离活性氧，含量越高对机体造成氧化损伤越大。从图 5-11 可以看出，5 种玉竹二氢高异黄酮均能降低斑马鱼胚胎体内 ROS 含量，浓度越高，降低程度越大。PDCO-4 在试验设定的各个浓度下，对 ROS 的降低作用均强于对照品维生素 C，当浓度达到 100 μg/mL 时，胚胎体内的 ROS 含量已接近于未受 AAPH 诱导的正常水平，说明 PDCO-4 对 ROS 的抑制作用较强。而 PDCO-1 和 PDCO-5 对 ROS 的抑制作用明显较弱，即使达到较高浓度，仍未有较大的改观。PDCO-2 和 PDCO-3 相比，PDCO-2 表现出较好的抑制作用，但仍不及 PDCO-4 的作用。在对 ROS 的抑制作用方面，5 种玉竹二氢高异黄酮表现出的活性大小顺序为 PDCO-4 > PDCO-2 > PDCO-3 > PDCO-1 > PDCO-5。

超氧化歧化酶（SOD）是机体内广泛存在的有益酶，可清除正常新陈代谢产生的有害 O_2^-，但当机体受到损伤后会激发 SOD 的活性，使之活性明显增强（谢依婷，2019）。SOD 活性的异常升高也是考察机体是否受到氧化应激的指标之一。斑马鱼胚胎在受 AAPH 诱导氧化应激反应后，体内的 SOD 活性已达到 3.5 U/gprot 以上（图 5-12），远高于正常的水平（1 左右）。通过使用玉竹高异黄酮抑制后，SOD 活性明显下降，黄酮浓度越高，SOD 活性下降的幅度也越大。当 PDCO-4 的浓度达到 100 μg/mL 时，SOD 活性已达正常水平，抑制作用高于相同浓度下对照维生素 C 的水平。而 PDCO-2 和 PDCO-3 的抑制作用略低于对照维生素 C 的水平，PDCO-1 和 PDCO-5 的抑制作用明显不够强，和 PDCO-4、PDCO-2、PDCO-3 的差异显著（$P<0.05$）。

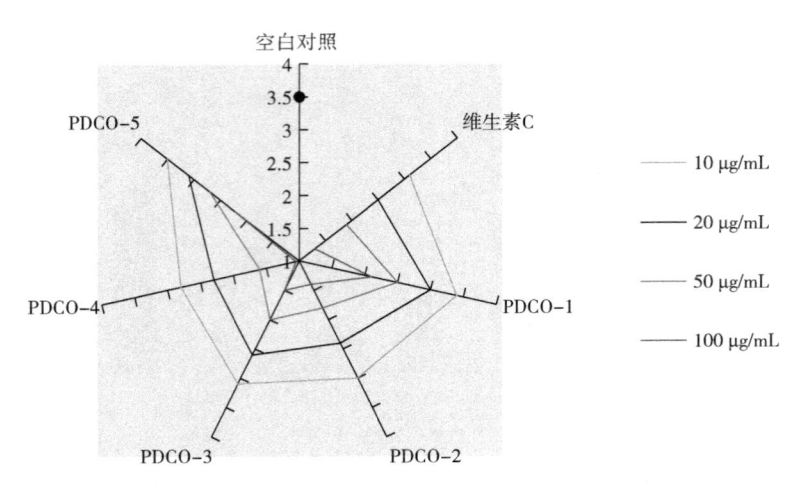

图 5-12　5 种玉竹黄酮对斑马鱼胚胎氧化应激反应胚胎 SOD 活性的影响

丙二醛（MDA）是体内膜脂过氧化的终产物之一，其活性高低可以考察细胞受到胁迫的严重程度，活性越高说明细胞受到的损伤越大（罗丽，2019）。斑马鱼胚胎经 AAPH 诱导后体内的 MDA 活性已达到正常值的两倍以上，经玉竹高异黄酮处理，可明显降低胚胎体内的 MDA 活性（图 5-13）。玉竹高异黄酮的浓度越高，MDA 活性下降的程度也随之增大，5 种玉竹高异黄酮对抑制 MDA 活性的影响均随处理浓度的升高而增大，但相比之下，仍以 PDCO-4 表现得最为强烈，各浓度下对 MDA 的抑制作用都好于对照维生素 C。PDCO-2 和 PDCO-3 的

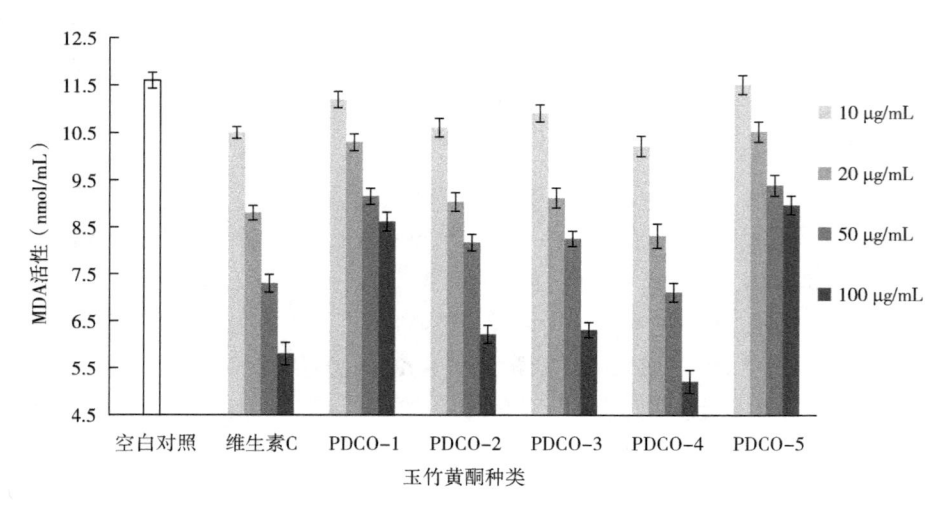

图 5-13　5 种玉竹黄酮对斑马鱼胚胎氧化应激反应胚胎 MDA 活性的影响

作用略低于维生素 C，PDCO-1 和 PDCO-5 对 MDA 的抑制作用明显低于对照维生素 C。

对比 5 种玉竹高异黄酮对斑马鱼胚胎体内 MDA 活性的 IC_{50}（表 5-1），PDCO-4 的 IC_{50}（即 IC_{50}-PDCO4）是最低的，小于 IC_{50}-维生素 C，可见其抗氧化作用是最强的。相比之下 IC_{50}-PDCO1 和 IC_{50}-PDCO5 明显大于另外 3 种玉竹高异黄酮。综合前面各种数据确定 5 种玉竹二氢高异黄酮对斑马鱼胚胎体内氧化应激反应的抑制能力强弱关系（即抗氧化能力强弱大小关系）为 PDCO-4 > PDCO-2 > PDCO-3 > PDCO-1 > PDCO-5。

表 5-1　5 种玉竹黄酮对斑马鱼胚胎氧化应激反应胚胎 MDA 活性抑制能力

化合物种类	回归方程	R^2	IC_{50}（μg/mL）
PDCO-1	$y=-0.891x+12.04$	0.983	42.6±0.80
PDCO-2	$y=-1.404x+12.01$	0.9806	26.4±0.93
PDCO-3	$y=-1.467x+12.305$	0.9814	27.1±0.76
PDCO-4	$y=-1.62x+11.75$	0.9926	23.6±0.91
PDCO-5	$y=-0.869x+12.26$	0.9665	43.4±0.88
对照维生素 C	$y=-1.637x+10.23$	0.9836	24.3±1.05

5.3.3　玉竹二氢高异黄酮单体成分的抗氧化活性差异分析

经多次平行试验研究，确定 5 种玉竹二氢高异黄酮单体成分的抗氧化能力强弱大小关系为 PDCO-4>PDCO-2>PDCO-3>PDCO-1>PDCO-5，对比 5 种玉竹二氢高异黄酮的分子结构（图 5-14），5 种高异黄酮分子均在 5 位和 7 位有活性羟基（OH），而 PDCO-2、PDCO-3 和 PDCO-4 的分子均在 4′位多一个羟基，PDCO-1 和 PDCO-5 的分子中在 4′位置则无羟基，在 4′位有活性羟基的高异黄酮抗氧化活性均高于在此位无羟基的高异黄酮。可见，4′位置的羟基对玉竹二氢高异黄酮的抗氧化活性有重要影响。

其次，氧甲基的位置和数量也对玉竹二氢高异黄酮的抗氧化活性有一定影响。在 PDCO-2、PDCO-3 和 PDCO-4 中，只有 PDCO-3 分子中含有氧甲基，其抗氧化活性最小。PDCO-4 中只有一个甲基，在 6 号碳位置，而 8 号碳位无甲基，其抗氧化活性最大。

PDCO-1 和 PDCO-5 分子中均含有甲氧基，导致其抗氧化活性较小，相比之下，含有两个甲氧基的 PDCO-5 抗氧化活性最小。

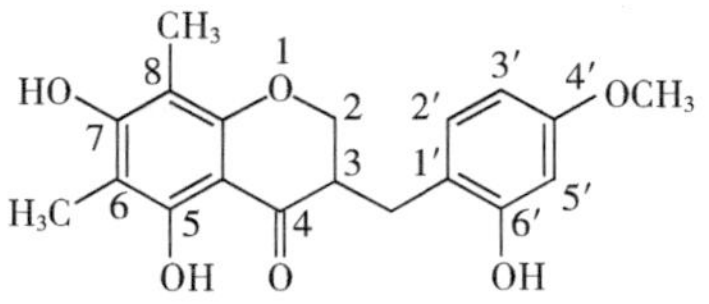

PDCO-1

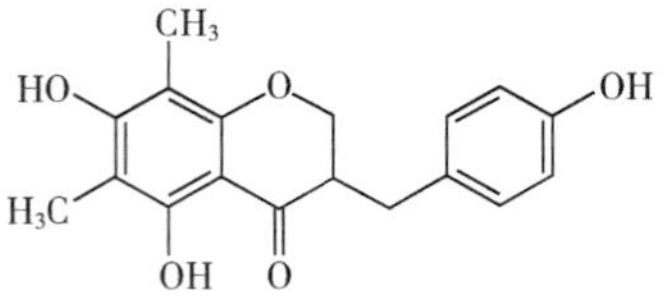

PDCO-2

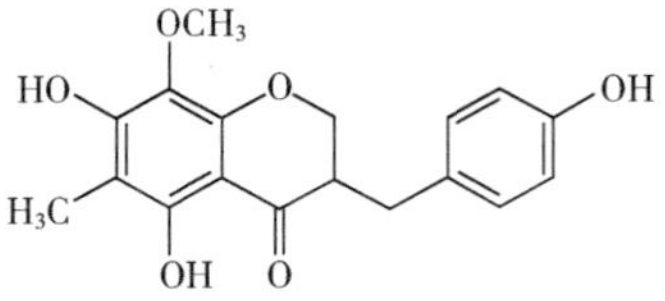

PDCO-3

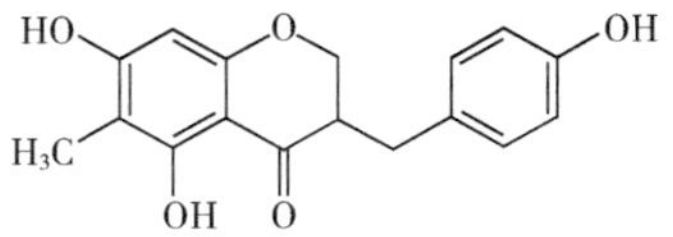

PDCO-4

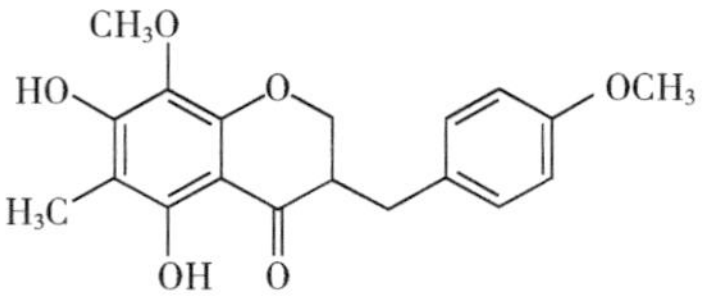

PDCO-5

图 5-14　5 种玉竹二氢高异黄酮的分子结构

5.4　讨论

一般来说，植物黄酮都具有抗氧化活性，但不同黄酮的抗氧化活性大小是不一样的，只有活性大的黄酮才能用于功能食品加工和保健品制作。玉竹二氢高异黄酮和其他植物黄酮相比，由于分子中含有更多的氢原子，理论上具有更好的抗氧化性。但其抗氧化性的高低除了受氢原子数多少的影响外，还受分子基团的影响，而这方面的研究较少，目前没有文献报道不同分子结构的玉竹二氢高异黄酮抗氧化活性差异。本研究首次应用斑马鱼胚胎探究 5 种玉竹二氢高异黄酮体内抗氧化活性差异试验，确定了 5 种不同分子结构的玉竹二氢高异黄酮体内抗氧化活性大小关系，为开发玉竹功能性食品提供参考，并为玉竹食品加工过程中主要保护哪种玉竹二氢高异黄酮的活性免受影响提供依据。

DPPH · 自由基清除能力、羟基自由基能力、抗脂质过氧化能力和铁离子还原能力是常用的评价体外抗氧化能力的指标，其试验结果可反应被试物的抗氧化能力强弱，只有体外抗氧化能力突出，才有必要进行体内抗氧化能力和毒性试验。经试验研究，玉竹二氢高异黄酮显示出较好的体外抗氧化能力，但其体内抗氧化能力仍需动物试验进一步验证。

斑马鱼是国际上公认的实验动物，和小鼠试验相比，对药物的敏感性更高，对试验品的毒性要求更为苛刻。一般来说，用斑马鱼试验证明无毒的化合物对人体不具有任何毒性。同时，斑马鱼和人类基因的同源性很高，用斑马鱼证明的安全合理用量范围，可用于推算人体安全剂量。本试验首次用斑马鱼探究玉竹二氢高异黄酮的安全剂量范围，同样可推算出人体的安全使用剂量。

用斑马鱼进行毒性和功能性试验，可以用成鱼，也可以用胚胎（幼鱼）。由于成鱼在诱导氧化应激反应时不容易操作，并且对环境的适应性要强于胚胎，本试验选用斑马鱼胚胎进行抗氧化活性研究。斑马鱼胚胎生长发育迅速，任何不良反应都能快速表现出来，而且自身运动能力差，易于观察和研究；在短期研究期间不需要喂食来确保机体营养，不用担心喂食影响试剂浓度和代谢性问题；并且在氧化应激反应造模时对 AAPH 试剂的用量较低，可以节约试剂用量，既减少试验成本又减少废弃试剂的环境污染。

在应用 AAPH 对斑马鱼胚胎氧化应激反应造模时，经试验确定的 AAPH 合适浓度为 4 mg/mL，试验结果与邹娅雪（2019）、Kim E A 等（2014）、Wang L 等（2017）的研究结果差异较小，说明本试验确定的造模浓度是非常适宜的。

在进行玉竹二氢高异黄酮抑制斑马鱼胚胎氧化应激反应时，本试验选取了 ROS 含量、MDA 活性、SOD 活性、培养存活率、胚胎畸形率等考察指标。相比之下，田鑫（2017）、刘金龙（2018）、黄勇（2006）、邓觅（2018）等在进行相关试验时还选用了 GSH、CAT、GST、胚胎心率、胚胎孵化率等考察指标，他们的研究结果表明，胚胎心率、胚胎孵化率与畸形率、存活率是相关的，存活率高的则孵化率也高，畸形率高的则心率异常的也多；ROS 含量高、MDA 活性强、SOD 活性强，则 GSH、CAT、GST 的活性也强。故本试验选用代表性较强的 ROS 含量、MDA 活性、SOD 活性、培养存活率和胚胎畸形率等考察指标，不再从结果趋势相似的指标上重复考察 GSH、CAT、GST、胚胎心率和胚胎孵化率等指标。

本试验确定了 5 种玉竹二氢高异黄酮的抗氧化活性大小关系，表明 PDCO-4 的抗氧化能力最强，其次是 PDCO-2 和 PDCO-3，而 PDCO-1 和 PDCO-5 的抗氧化能力是最弱的。观察研究 5 种玉竹黄酮的分子结构图可以看出，PDCO-4 和 PDCO-1、PDCO-5 相比，分子中的氢原子更多，其次是羟基所处的位置是对位和邻位；而 PDCO-1 和 PDCO-5 的分子中含有甲氧基，所以甲氧基的存在是降低抗氧化活性的主要原因。

5.5 本章结论

通过对 5 种玉竹二氢高异黄酮单体成分体外抗氧化试验和斑马鱼胚胎体内抗氧化试验研究，确定 5, 7, 6′-三羟基-6, 8-二甲基-4′-甲氧基-二氢高异黄酮

（PDCO-1）、5，7，4′-三羟基-6，8-二甲基-二氢高异黄酮（PDCO-2）、5，7，4′-三羟基-6-甲基-8-甲氧基-二氢高异黄酮（PDCO-3）、5，7，4′-三羟基-6-甲基-二氢高异黄酮（PDCO-4）、5，7-二羟基-6-甲基-8，4′-二甲氧基-二氢高异黄酮（PDCO-5）均具有一定的抗氧化作用。PDCO-2、PDCO-3 和 PDCO-4 的抗氧化能力强于 PDCO-1 和 PDCO-5，PDCO-4 的抗氧化能力强于相同浓度的维生素 C，是 5 种单体玉竹黄酮中抗氧化能力最强的。总的来说，5 种玉竹二氢高异黄酮的抗氧化能力强弱大小关系为 PDCO-4 > PDCO-2 > PDCO-3 > PDCO-1 > PDCO-5。

玉竹二氢高异黄酮抗氧化活性受到分子中 4′位活性羟基、氧甲基的位置和数量的影响。分子中在 4′位有活性羟基的高异黄酮抗氧化活性高于 4′位无羟基的高异黄酮；分子中有氧甲基的，则抗氧化活性弱；同时，氧甲基的位置和数量对抗氧化活性也产生一定影响。

第6章 不同加工处理对玉竹黄酮抗氧化活性的影响研究

黄酮类化合物是一种天然的抗氧化剂，具有抗衰老、增强机体免疫力的作用，已列为保健食品的一种功能因子。有些黄酮类物质的抗氧化作用甚至大于维生素C、维生素E，而不同材料中的黄酮因其结构的不同，所表现出抗氧化活性也略有差异。目前，关于玉竹黄酮的研究多集中于生物学活性的探讨和新成分的挖掘上，而对其在食品加工过程中所发生的生物学活性变化鲜有研究。本章研究5种不同的加工处理方法对玉竹黄酮抗氧化活性的影响，以便为玉竹的开发利用和保护其生物学活性提供参考。

6.1 试验材料

6.1.1 材料与试剂

鲜玉竹，吉林省通化市东昌区种植；保加利亚乳杆菌，泰克生物科技有限公司；高活性干酵母，安琪酵母股份有限公司；1,1-二苯基-2-三硝基苯肼，北京索莱宝科技有限公司；三（羟甲基）氨基甲烷，国药集团化学试剂有限公司；抗坏血酸，国药集团化学试剂有限公司；卵磷脂，北京奥博星生物技术有限公司；95%乙醇、硫酸亚铁、水杨酸、过氧化氢、焦性没食子酸、盐酸、磷酸二氢钠、磷酸氢二钠、氯化钠、铁氰化钾、三氯乙酸、氯化铁、硫代巴比妥酸，均为分析纯；蒸馏水，现制。

6.1.2 主要仪器

DHG-9245A鼓风干燥箱，上海一恒科学仪器有限公司；SLG30实验用双螺杆挤压膨化机，山东赛百诺机械有限公司；HZQ-X100A恒温震荡培养箱，上海精密仪器仪表有限公司；YXQ-LS-18SI手提式高压灭菌锅，上海博迅实业有限公司医疗设备厂；FW-400A粉碎机，北京中兴伟业仪器有限公司制造；TDL-5-A离心机，上海安亭科学仪器厂；RE-52旋转蒸发器，山东鄄城华鲁电热仪器有限公司；HH-S数显恒温水浴锅，金坛市医疗仪器厂；SHZ-D90（Ⅲ）循环水式真空泵，巩义市英峪予华仪器厂；KQ-500超声波清洗器，昆山市超声仪器有限公司；PHS-25 pH 计，上海越平仪器设备有限公司；DHL-A 电脑恒流泵，上海青浦沪西仪器厂；Furi 天平，苏州富能电子科技有限公司；FA1604A 电子天平，上海精密电子仪器有限公司；移液枪、移液管、洗耳球、烧杯、容量瓶及其他常规玻璃仪器。

6.2 试验方法

6.2.1 玉竹粉的制备

将新鲜玉竹根置入清洗机内用高压水流冲洗，洗净玉竹根上黏附的泥沙及其他各种杂质，沥干水分后于阴凉处风干。磨粉前置入鼓风干燥箱于 50 ℃下烘干 3 h，然后用粉碎机磨成细粉，并过 40 目筛子，取筛下粉末备用。

6.2.2 玉竹粉的加工处理方法

6.2.2.1 挤压膨化处理

设定三段式挤压膨化机的第一段温度为 50 ℃、中间段温度为 75 ℃、末段温度为 110 ℃、挤压膨化时间为 75 s。取适量玉竹粉，用喷雾器在搅拌下喷入玉竹粉重量 5%左右的水分。将润湿的玉竹粉进行挤压膨化处理，冷却至室温后二次粉碎备用。

6.2.2.2 乳酸菌发酵处理

取适量玉竹粉置入发酵罐中，再加入 3 倍量的纯净水，开启搅拌桨搅至均匀的黏糊状。然后加入玉竹粉重量 3%的乳酸菌（提前活化好），继续搅拌均匀，封罐后于 45 ℃下发酵 12 h（Wei C et al.，2018），离心脱水后用鼓风干燥箱烘干，二次粉碎后备用。

6.2.2.3 酵母发酵处理

取适量玉竹粉，加入含玉竹粉重量 2%的高活性酵母活化液（提前用温水活化），再加入适量温水，搅拌成均匀的面团。把玉竹面团放入醒发箱，28 ℃下自然发酵 5 h（Wang S et al.，2018），直至面团出现体积回落后停止发酵。用鼓风干燥箱烘干后二次粉碎，备用。

6.2.2.4 烘烤处理

取适量玉竹粉，加入少量小苏打后活成均匀面团，再分割成小块，表面揉光后参考同体积面包烘烤的方式进行玉竹面团烘焙处理。冷却后掰碎,再用鼓风干燥箱干燥,二次粉碎后备用。

6.2.2.5 高压处理

取适量玉竹粉,用同质量的纯净水润湿,连同容器一起放入高压锅,高压处理 30 min 后取出,冷却至室温,再用鼓风干燥箱干燥,二次粉碎后备用。

6.2.3 不同处理后玉竹黄酮的提取和纯化方法

将不同处理后的玉竹样品分别用第 2 章确定的低共熔溶剂提取法进行玉竹黄酮提取,再用第 3 章确定的 HSCCC 纯化法进行玉竹黄酮的分离纯化。除杂后的高浓度玉竹黄酮样品用于成分检测和抗氧化活性研究。

6.2.4 提取液及样品溶液中黄酮含量测定方法

采用 4.2.7 方法测定。

6.2.5 不同处理后玉竹黄酮的抗氧化活性测定

鉴于有一定量的文献报道,复合物的抗氧化活性要高于纯品的抗氧化活性,因此本章不再对不同加工处理后的玉竹黄酮进行单体成分抗氧化研究,只研究玉竹黄酮复合体的抗氧化活性改变情况。

对经 5 种不同加工处理的玉竹黄酮样品分别进行体外和体内抗氧化活性试验,操作方法参考第 5 章的研究方法。其中,体外抗氧化试验进行 DPPH 自由基清除能力测定、抗脂质体过氧化能力测定、还原力测定和羟基自由基清除能力测定;体内抗氧化试验用斑马鱼胚胎来进行研究,分别考察玉竹总黄酮对胚胎的存活率和畸形率,并用 AAPH 进行氧化应激反应造模,再考察不同加工处理后的玉竹总黄酮对斑马鱼胚胎 ROS 含量、MDA 活性和 SOD 活性的影响,进而分析不同加工处理后的玉竹总黄酮的抗氧化能力改变情况。

6.3 结果与分析

6.3.1 不同加工处理后玉竹黄酮提取液及各处理阶段样品中黄酮含量

采用 4.2.7 方法对各玉竹黄酮提取液及样品中的黄酮含量进行测定,将测得的吸光度带入麦冬高异黄酮标准曲线方程计算总黄酮含量,试验结果见表 6-1。

表 6-1 玉竹黄酮提取液及样品溶液中的总黄酮含量

序号	样品名称	吸光度（A）	黄酮浓度（mg/mL）	纯度（%）
1	无处理的玉竹黄酮提取液（A）	0.073	0.077	7.95
2	高压处理后玉竹黄酮提取液（B）	0.089	0.092	9.08
3	挤压膨化后玉竹黄酮提取液（C）	0.094	0.097	9.65
4	烘烤处理后玉竹黄酮提取液（D）	0.092	0.095	9.27
5	酵母发酵后的玉竹黄酮提取液（E）	0.065	0.069	7.83
6	乳酸发酵后的玉竹黄酮提取液（F）	0.075	0.088	8.25
9	A 液经 HSCCC 处理后	0.542	0.524	64.16
10	B 液经 HSCCC 处理后	0.950	0.090	80.24
11	C 液经 HSCCC 处理后	0.923	0.888	78.21
12	D 液经 HSCCC 处理后	0.877	0.844	76.16
13	E 液经 HSCCC 处理后	0.517	0.500	60.42
14	F 液经 HSCCC 处理后	0.652	0.629	71.28

由表 6-1 可知，经 HSCCC 处理后，各提取液的总黄酮含量明显升高，主体成分均是黄酮类物质。

6.3.2　不同处理后玉竹黄酮的体外抗氧化活性

6.3.2.1　DPPH 自由基清除能力

对 5 种经不同加工处理后的玉竹黄酮进行 DPPH 自由基清除能力测定，结果见图 6-1。

从图 6-1 可以看出，各处理后的玉竹黄酮提取液的 DPPH 自由基清除能力均小于同浓度下的无加工处理对照样品。相比之下，酵母发酵处理后的玉竹总黄酮清除 DPPH 自由基能力下降的程度最小，各试验浓度下均接近无处理对照样；第二位是乳酸发酵，第三位是烘烤处理，第四位是高压处理。下降程度最大的是挤压膨化处理，各试验浓度下的自由基清除能力均不到无处理对照样的一半（差距显著，$P<0.05$）。同时，各加工处理后的玉竹黄酮仍具有一定的 DPPH 自由基清除能力，其能力均随浓度的增大而上升，说明食品加工会不同程度影响玉竹黄酮的抗氧化活性。冯涛等（2008）研究发现黄酮抗氧化能力的强弱与分子结构有关，玉竹黄酮经加工处理后抗氧化活性发生变化，说明其黄酮种类或分子结构发生一定变化，具体发生哪些变化需要深入研究。

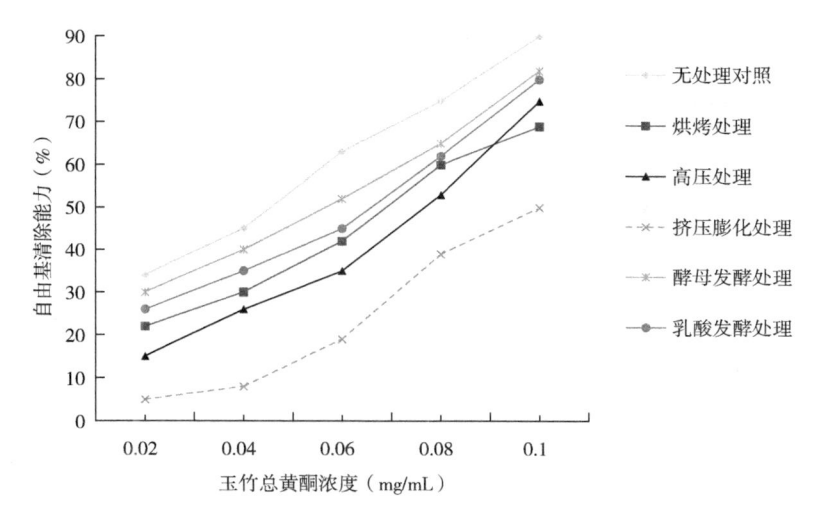

图 6-1　不同加工处理后的玉竹黄酮清除 DPPH 自由基能力

6.3.2.2　抗脂质体过氧化能力

分别对 5 种经不同加工处理后的玉竹黄酮进行抗脂质体过氧化能力测定，试验结果见图 6-2。

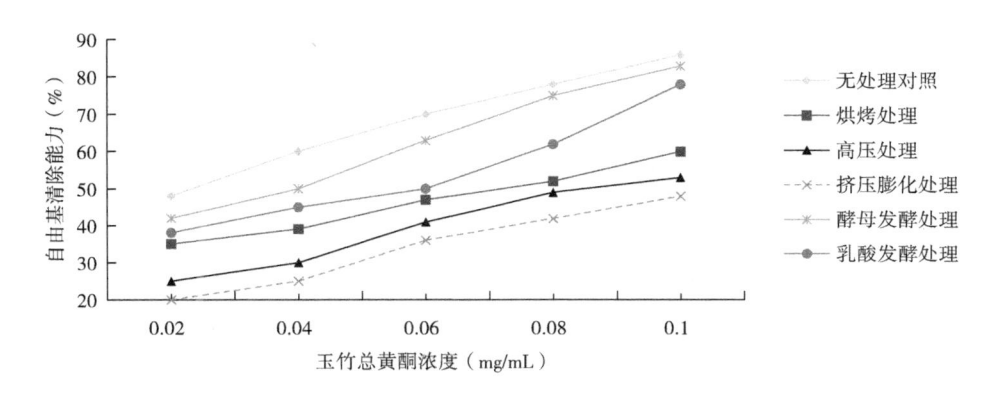

图 6-2　不同加工处理后的玉竹黄酮抗脂质体过氧化能力

由图 6-2 可知，随着玉竹黄酮浓度的增加，各处理后的黄酮对油脂自由基均表现出较好的清除能力，起到一定的油脂抗氧化作用。但 5 种处理后的玉竹黄酮对油脂的抗氧化作用相比无处理对照样品均有一定程度的下降，其中以发酵处理后的玉竹黄酮抗油脂过氧化能力下降的程度最小，尤其是高浓度下，仅下降了

3%。5 种处理后的玉竹黄酮抗油脂过氧化能力的大小关系为酵母发酵处理>乳酸发酵处理>烘烤处理>高压处理>挤压膨化处理。

6.3.2.3 还原力

分别对 5 种经不同加工处理后的玉竹黄酮进行铁离子还原能力测定,试验结果见图 6-3。

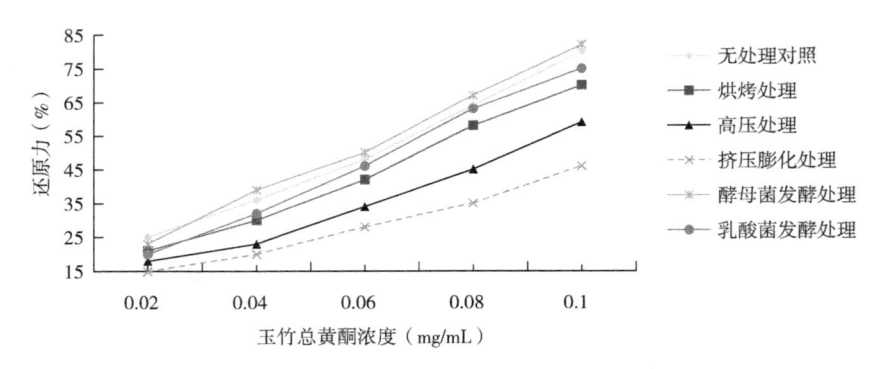

图 6-3 不同加工处理后的玉竹黄酮还原力测定结果

由上图可知,随着样品中黄酮浓度的增加,各样品对铁离子的还原能力均增强。酵母发酵处理后的玉竹黄酮的还原力相比无加工对照组略有增加;乳酸发酵后的玉竹黄酮的还原力接近于对照组,而烘烤处理、高压处理和挤压膨化处理后的玉竹黄酮均表现出还原力下降,其中以挤压膨化处理后的玉竹黄酮还原力下降的幅度最大,和对照组相比差异显著($P<0.05$)。酵母发酵处理后的玉竹黄酮的还原力仅在 0.02 mg/mL 时低于对照组,但仍然是 5 种处理中还原力最大的。

6.3.2.4 羟基自由基清除能力

分别对 5 种经不同加工处理后的玉竹黄酮进行羟基自由基清除能力测定,试验结果见图 6-4。

观察图 6-4 可以得出,5 种加工处理后的玉竹黄酮都具有较好的羟基自由基清除能力。经加工处理后的玉竹黄酮在低浓度下和对照组差异较大,高浓度下差异变小。加工处理后的玉竹黄酮的羟基自由基清除能力和对照组相比都发生一定程度的下降,说明加工处理同样会影响玉竹黄酮的羟基自由基清除能力。相比之下,仍以酵母发酵处理后的玉竹黄酮羟基自由基清除能力下降得最少,而挤压膨化处理后的黄酮羟基自由基清除能力下降得最多。

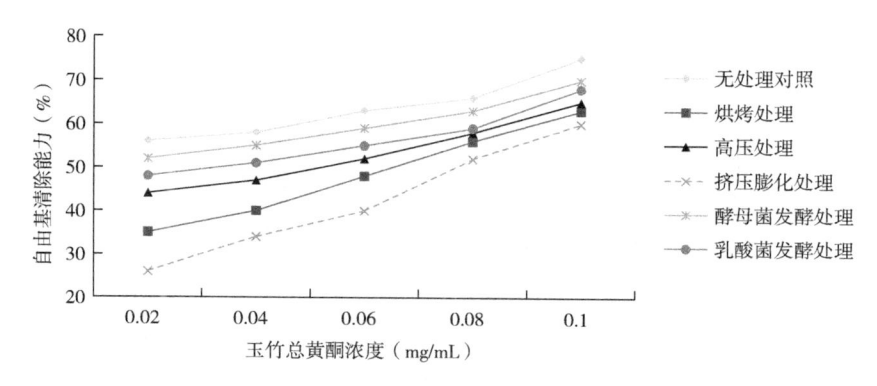

图 6-4　不同加工处理后的玉竹黄酮羟基自由基清除能力

6.3.3　不同处理后玉竹黄酮的斑马鱼体内抗氧化活性

应用第 5 章的斑马鱼胚胎抗氧化试验方法分别对 5 种不同加工处理后的玉竹黄酮进行斑马鱼胚胎抗氧化试验，试验前应用 AAPH 对斑马鱼胚胎进行氧化应激反应造模，测定 ROS 含量、MDA 活性和 SOD 活性，并观察统计胚胎的存活率和畸形率。

6.3.3.1　不同加工处理后的玉竹黄酮对斑马鱼胚胎发育情况的影响

由图 6-5 可知，5 种处理后的玉竹总黄酮对由 AAPH 引起的斑马鱼胚胎氧化应激反应均有较好的抑制作用，胚胎的存活率都随着黄酮浓度的升高而增大；但和无加工处理的对照组相比，经过加工处理的玉竹黄酮对胚胎存活率的影响都小于对照组，说明样品中的黄酮发生变性或混入极性相似的杂质，对斑马鱼胚胎的存活率产生影响。

在降低斑马鱼胚胎畸形率方面，5 种加工处理后的玉竹黄酮都表现出降低畸形率作用，浓度越高效果越显著（图 6-6）。相比之下，各处理后的玉竹黄酮对降低畸形率的效果都没有对照组好，酵母发酵后的玉竹黄酮样品和挤压膨化后的黄酮样品在导致斑马鱼胚胎畸形方面的影响要小些。

6.3.3.2　不同加工处理后的玉竹黄酮对斑马鱼胚胎 ROS 含量、SOD 活性和 MDA 活性的影响

5 种加工处理后的玉竹黄酮对经 AAPH 诱导氧化应激反应后的斑马鱼胚胎均表现出一定的体内抗氧化作用。具体表现为 ROS 含量随黄酮浓度的升高而降低，但降低程度以无加工处理对照组玉竹黄酮最为明显，当浓度为 100 mg/mL 时

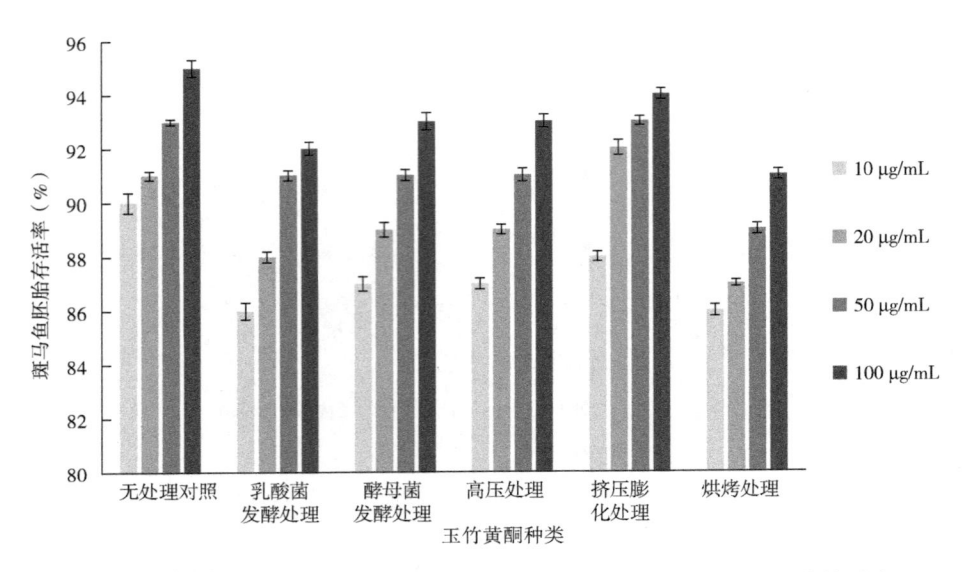

图 6-5　不同加工处理后的玉竹黄酮对斑马鱼氧化应激反应胚胎存活率的影响

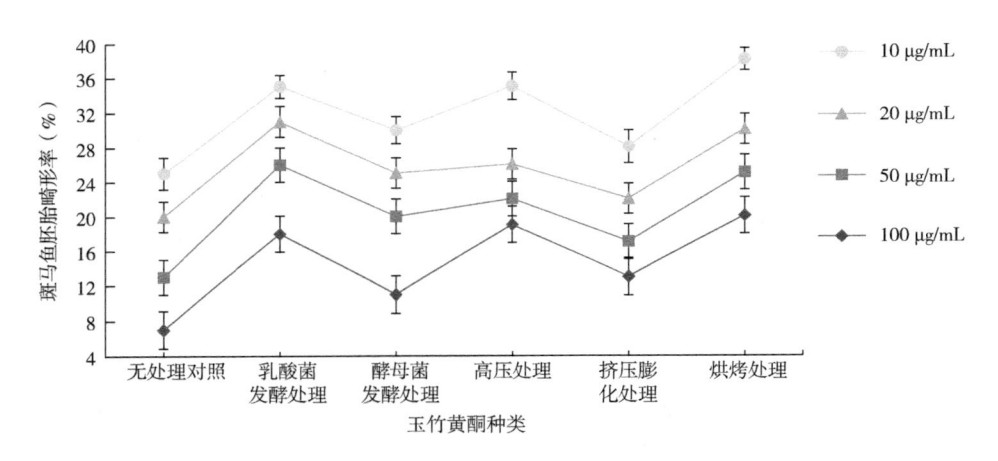

图 6-6　不同加工处理后的玉竹黄酮对斑马鱼氧化应激反应胚胎畸形率的影响

ROS 含量已接近正常值水平。酵母菌发酵处理、乳酸菌发酵处理、烘烤处理、高压处理和挤压膨化处理后的玉竹黄酮对抑制 ROS 水平均未达到对照组水平，相比之下，酵母发酵处理后的玉竹黄酮抑制情况最好，挤压膨化处理后的玉竹黄酮抑制能力最差。

经加工处理后的玉竹黄酮对斑马鱼胚胎 SOD 酶活性和 MDA 酶活性也都具有明显降低作用，高浓度下斑马鱼胚胎的酶活性接近于正常水平。玉竹黄酮对胚胎 SOD 酶活性和 MDA 酶活性的影响趋势相同，见图 6-7。各浓度下经加工处理后

第 6 章 不同加工处理对玉竹黄酮抗氧化活性的影响研究

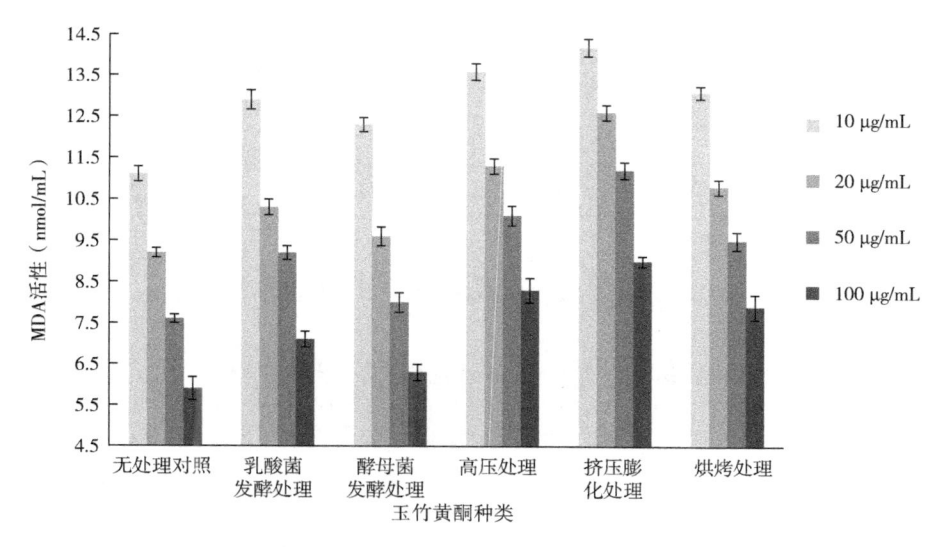

图 6-7 不同加工处理后的玉竹黄酮对斑马鱼胚胎氧化应激反应胚胎 MDA 活性的影响

的玉竹黄酮都没达到对照组水平，说明经加工处理后玉竹黄酮的体内抗氧化活性下降。其中，酵母发酵处理后的玉竹黄酮抑制 SOD 酶活性和 MDA 酶活异常升高的能力最强，挤压膨化处理后的玉竹黄酮抑制能力最差。

对比 5 种不同加工处理后的玉竹黄酮和对照组黄酮对斑马鱼胚胎体内 MDA 活性的 IC_{50}（表 6-2），加工处理后的玉竹黄酮的 IC_{50} 均高于对照组，以挤压膨化处理后的玉竹黄酮增大得最多，$IC_{50-挤压}$ 是对照组的两倍多，差异显著（$P<0.05$）；酵母发酵处理后的玉竹黄酮的 $IC_{50-酵母}$ 增幅最小，可见其抗氧化作用是最强的。综合前面各种数据确定 5 种加工处理后的玉竹黄酮对斑马鱼胚胎体内氧化应激反应的抑制能力强弱关系（即抗氧化能力强弱大小关系）为酵母菌发酵处理后的玉竹黄酮抗氧化活性＞乳酸菌发酵处理后的玉竹黄酮抗氧化活性＞烘烤处理后的玉竹黄酮抗氧化活性＞高压处理后的玉竹黄酮抗氧化活性＞挤压膨化处理后的玉竹黄酮抗氧化活性。

表 6-2 不同加工处理后的玉竹黄酮对斑马鱼胚胎氧化应激反应胚胎 MDA 活性抑制能力

玉竹黄酮种类	回归方程	R^2	IC_{50}（μg/mL）
无处理对照	$y=-1.72x+12.75$	0.9988	23.11±0.65
乳酸菌发酵处理	$y=-1.85x+14.5$	0.9786	28.21±0.42
酵母菌发酵处理	$y=-1.96x+13.95$	0.9835	25.83±0.35
高压处理	$y=-1.71x+15.1$	0.9860	36.28±0.57

续表

玉竹黄酮种类	回归方程	R^2	IC_{50}（μg/mL）
挤压膨化处理	$y=-1.7x+16.0$	0.9904	49.84±0.53
烘烤处理	$y=-1.69x+14.55$	0.9857	31.79±0.28

6.3.4　不同加工处理后玉竹黄酮抗氧化活性改变的原因

6.3.4.1　烘烤处理后的玉竹黄酮的抗氧化活性变化情况

经烘烤处理后的玉竹粉采用低共熔溶剂提取黄酮，并用 HSCCC 进行纯化，对样品进行高效液相分析，以第 4 章制备的 5 种玉竹二氢高异黄酮单体为标品，HPLC 色谱图见图 6-8。

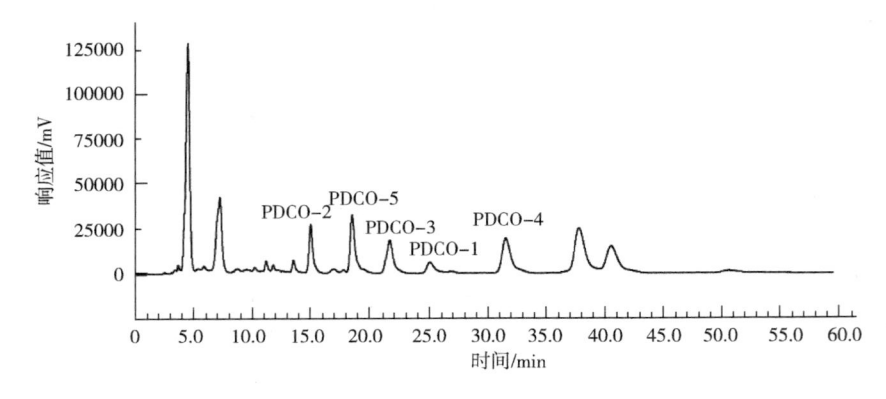

图 6-8　烘烤处理后的玉竹总黄酮高效液相色谱图

玉竹粉经烘烤处理后玉竹黄酮中的 PDCO-4 含量下降较多，而 PDCO-2 和 PDCO-3 含量也下降。由于 PDCO-4 具有很强的抗氧化能力，其含量下降是导致玉竹经烘烤处理后抗氧化能力下降的重要原因。同时，相比对照组，经烘烤处理后 5 种玉竹二氢高异黄酮的总含量明显下降，说明烘烤处理导致一部分玉竹黄酮发生变性。

6.3.4.2　挤压膨化处理后的玉竹黄酮的抗氧化活性变化情况

经挤压膨化处理后的玉竹粉采用低共熔溶剂提取黄酮，并用 HSCCC 进行纯化，对样品进行高效液相分析，以第 4 章制备的 5 种玉竹二氢高异黄酮单体为标品，HPLC 色谱图见图 6-9。

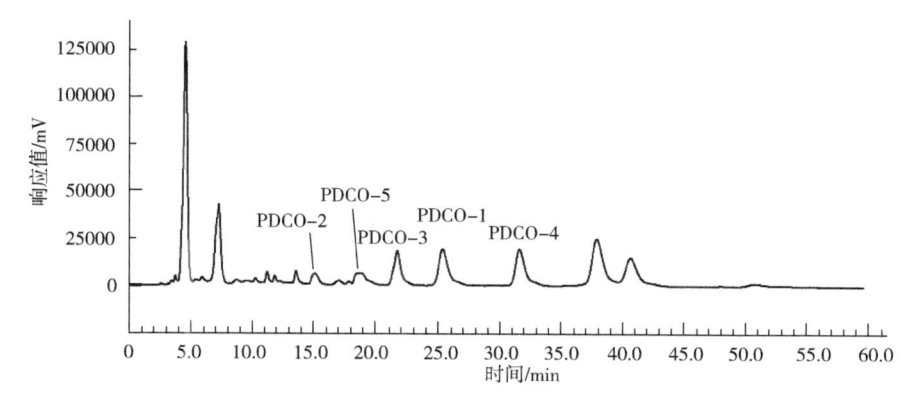

图 6-9 挤压膨化处理后的玉竹总黄酮高效液相色谱图

从图 6-9 可以看出，经挤压膨化处理后，玉竹中的 5 种二氢高异黄酮含量均下降，其他杂质含量明显升高，这也是导致经挤压膨化后玉竹总黄酮抗氧化活性明显下降的重要原因。5 种玉竹二氢高异黄酮在挤压膨化过程中均发生一定程度的变性，进而导致含量下降，说明挤压膨化对玉竹黄酮的稳定性影响较大，食品加工过程中应避免对玉竹进行挤压膨化处理。

6.3.4.3 乳酸发酵处理后的玉竹黄酮的抗氧化活性变化情况

经乳酸发酵处理后的玉竹粉采用低共熔溶剂提取黄酮，并用 HSCCC 进行纯化，对样品进行高效液相分析，以第 4 章制备的 5 种玉竹二氢高异黄酮单体为标品，HPLC 色谱图见图 6-10。

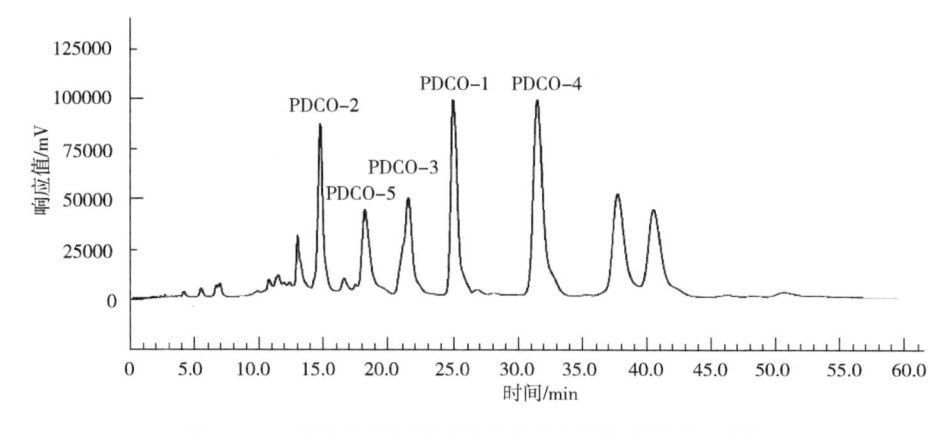

图 6-10 乳酸发酵处理后的玉竹总黄酮高效液相色谱图

玉竹粉经乳酸发酵后，玉竹中 5 种高异黄酮的构成未发生明显变化，PDCO-1 含量略有升高，但总黄酮含量略有下降，这种变化也符合上文发现的乳酸发酵处理后玉竹总黄酮的抗氧化活性有所下降的现象。乳酸发酵处理对玉竹黄酮的构成影响不大，抗氧化活性改变的程度也较小，说明可以应用玉竹粉制作乳酸发酵产品。

6.3.4.4 高压处理处理后的玉竹黄酮的抗氧化活性变化情况

经高压处理后的玉竹粉采用低共熔溶剂提取黄酮，并用 HSCCC 进行纯化，对样品进行高效液相分析，以第 4 章制备的 5 种玉竹二氢高异黄酮单体为标品，HPLC 色谱图见图 6-11。

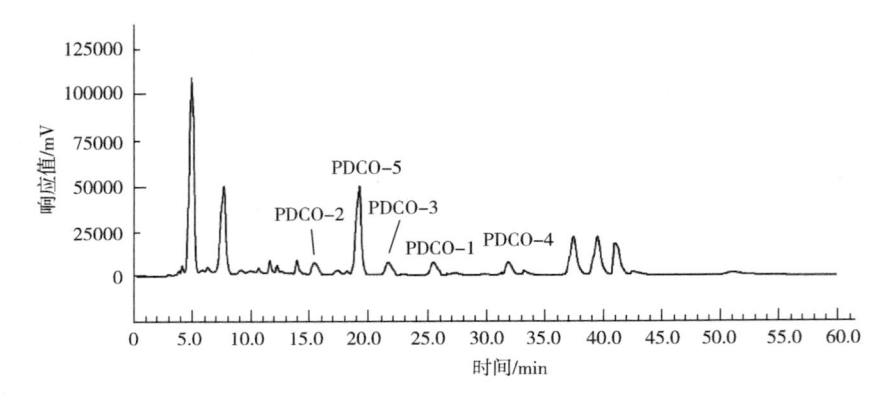

图 6-11 高压处理后的玉竹总黄酮高效液相色谱图

玉竹粉经高压处理后，其总黄酮的中的 PDCO-4、PDCO-2 和 PDCO-3 含量均发生一定程度的下降（在样品浓度较低时不易检出），而 PDCO-5 的含量上升。PDCO-4、PDCO-2 和 PDCO-3 是玉竹黄酮中的重要抗氧化成分，其含量的下降是导致高压处理后玉竹总黄酮抗氧化活性下降的重要原因。同时，观察该色谱图也可发现，样品的纯度下降，未知成分浓度显著提高，说明高压处理对玉竹黄酮的变性有一定影响。

6.3.4.5 酵母菌发酵处理后的玉竹黄酮的抗氧化活性变化情况

经酵母菌发酵处理后的玉竹粉采用低共熔溶剂提取黄酮，并用 HSCCC 进行纯化，对样品进行高效液相分析，以第 4 章制备的 5 种玉竹二氢高异黄酮单体为标品，HPLC 色谱图见图 6-12。

玉竹粉经酵母菌发酵处理后，其总黄酮中的 PDCO-3 和 PDCO-4 含量略有上升，PDCO-1 和 PDCO-5 的含量有所下降，说明酵母发酵对提高玉竹黄酮抗氧

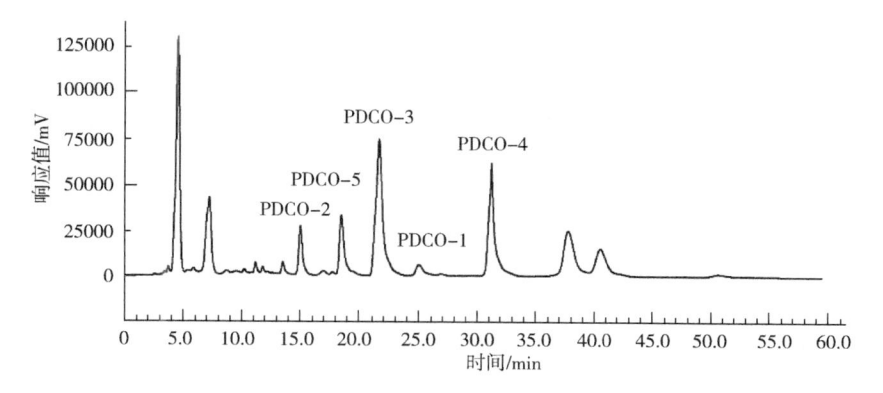

图 6-12　酵母发酵处理后的玉竹总黄酮高效液相色谱图

化活性有益。PDCO-3 和 PDCO-4 的抗氧化活性较强，而 PDCO-1 和 PDCO-5 的抗氧化活性较弱，酵母发酵后能降低 PDCO-1 和 PDCO-5 含量，说明酵母发酵的代谢过程可能具有改变黄酮分子结构的作用。同时，在试验研究过程中还发现经酵母发酵后的玉竹粉黏度提高，但糖类更容易被洗脱掉，说明发酵过程中大量的玉竹多糖被转化，变为低聚糖或单糖。此转化对玉竹黄酮的提取是有益的，更有助于黄酮的溶出。因此，在进行玉竹食品加工过程中，倡导对玉竹粉进行酵母发酵处理。

6.4　讨论

目前关于食品加工过程对营养成分的影响方面的研究越来越多，已成为当前食品相关研究的热点。玉竹是传统的药食两用材料，当下关于玉竹的加工产品品种不断增多，可以预见未来关于玉竹的食品加工方法会越来越多。本研究仅考察了目前食品加工领域常用的技术方法，这几种加工方法都可应用于玉竹相关食品的制作过程。经研究，所选取的五种不同的食品加工方法对玉竹黄酮的抗氧化活性均有一定影响，共同点是都使玉竹黄酮的抗氧化活性减小，其中酵母发酵法仅导致玉竹黄酮的抗氧化活性略有下降，而挤压膨化和高压处理导致玉竹黄酮抗氧化活性下降的幅度最大。加工处理后玉竹的细胞结构会发生变化，同时有些成分的性质也会发生变化，还可能形成具有和玉竹黄酮相似性质的新化合物。这些变化都可能会导致玉竹黄酮随之发生物理或生化变化，进而影响玉竹黄酮的提取得率和黄酮纯度。本研究中发现经不同加工处理后的玉竹黄酮提取样中黄酮的含量都略有上升，但实际的总黄酮抗氧化活性却下降，说明经加工处理后的玉竹黄酮提取样中的某些成分影响到了检测定性结果。

发酵处理会导致食品成分的改变,过程控制得当则会产生对人体有益的产物。本研究中发现,玉竹经酵母发酵处理对黄酮的抗氧化活性影响是很小的,甚至会增加某些评价指标(比如体外还原力);同时,经酵母发酵处理后,提取黄酮时料液的黏度降低,除杂更加容易;玉竹经发酵处理、二次干燥粉碎后再次搅拌成面团就会变得比较容易,面团的表面特性显著提高。以上这几方面说明酵母发酵处理对玉竹食品加工过程是有益的。

毛跟年等(2006)研究发现,在应用黑曲霉制作发酵食品的过程中,黑曲霉可分泌 β-葡萄糖苷酶,此酶在发酵过程中可将糖苷类异黄酮分子中的糖苷键切断,进而将糖苷转化为苷元,从而提高黄酮产率,提高总黄酮的生理活性。玉竹中糖的含量较高,不排除一些糖分和黄酮化合在一起形成糖苷,在进行玉竹发酵的过程中也可以选取其他发酵方法,探索提高玉竹黄酮抗氧化活性的可能性。

6.5 本章结论

对经过烘烤处理、高压处理、挤压膨化处理、酵母菌发酵处理和乳酸发酵处理后的玉竹进行黄酮提取、纯化和体内外抗氧化活性试验,表明玉竹经不同的加工处理之后,其黄酮均具有一定的体外 DPPH 自由基清除能力、抗脂质体过氧化能力和羟基自由基清除能力,也具有较好的还原力;斑马鱼胚胎体内抗氧化试验表明 5 种加工处理的玉竹黄酮均能提高 AAPH 诱导氧化应激反应后的胚胎存活率,降低畸形率,降低 ROS 含量,促进 MDA 活性和 SOD 活性正常化。因此,5 种加工处理后的玉竹总黄酮都具有一定抗氧化活性。

和无加工处理对照组相比,经过加工处理的玉竹黄酮均表现为抗氧化活性下降。玉竹粉经酵母菌发酵处理后玉竹黄酮的抗氧化活性下降幅度最小,经挤压膨化处理后的玉竹黄酮抗氧化活性下降幅度最大;5 种加工处理后玉竹黄酮抗氧化活性的大小关系为酵母发酵处理后的玉竹黄酮抗氧化活性>乳酸发酵处理后的玉竹黄酮抗氧化活性>烘烤处理后的玉竹黄酮抗氧化活性>高压处理后的玉竹黄酮抗氧化活性>挤压膨化处理后的玉竹黄酮抗氧化活性。

玉竹经不同加工处理后其总黄酮抗氧化活性发生改变的原因是经烘烤处理后 PDCO-4、PDCO-2 和 PDCO-3 含量下降,经挤压膨化处理后 5 种二氢高异黄酮含量均下降;经乳酸发酵处理后黄酮总量下降,且 PDCO-1 含量相对升高;经高压处理后 PDCO-4、PDCO-2 和 PDCO-3 含量均下降,PDCO-5 的含量相对上升;经酵母菌发酵处理后 PDCO-3 和 PDCO-4 含量相对升高,PDCO-1 和 PDCO-5 的含量相对下降,总黄酮含量略有减少。

鉴于 PDCO-4 分子中含有 4′位活性酚羟基和 5,7 间位酚羟基,无氧甲基,其抗氧化活性最高，而食品加工过程中的烘烤处理、挤压膨化处理和高压处理均会导致 PDCO-4 含量的下降，从而降低玉竹总黄酮的抗氧化活性。因此，从保护玉竹二氢高异黄酮的抗氧化活性角度出发，玉竹食品加工过程中应避免使用烘烤、挤压膨化和高压处理等加工处理方法，倡导对玉竹粉进行酵母菌发酵处理后再进行食品加工。

第 7 章　玉竹食品开发

　　玉竹是我国传统的药食两用植物资源，它是百合科植物玉竹的地下根茎，含有多糖、黄酮、甾体皂苷、生物碱、甾醇等多种化学成分；具有养阴润燥、生津止渴的功效，长期食用可以增强体魄、改善肤质。玉竹中多糖含量较高，主要组成有果糖、葡萄糖、甘露糖和半乳糖醛酸等。据研究报道，玉竹多糖具有多种生理活性，如抗氧化、抗糖尿病和增强免疫活性等。玉竹中的黄酮主要是高异黄酮类，经研究高异黄酮类化合物具有较强的清除体内自由基能力，还有抑制细菌生长、抗肿瘤、增强免疫功能的作用。

　　近年来，越来越多的人们开始关注保健食品，多糖和黄酮用作保健食品的功能因子（如灵芝多糖、黄芪多糖、平菇多糖、葛根黄酮、大豆异黄酮、菊花黄酮等）逐渐被人们重视，而玉竹因同时含有多糖和黄酮也作为一种具有保健功效的食品原料逐渐走进人们的视野。经调查，目前市场上还未出现玉竹饮料。因此，开发玉竹多糖和黄酮饮料具有一定的市场前景。

　　羹是用肉类或蔬菜等制成的带有浓汁的食物，是中华饮食中常见的食品种类。由于羹中的营养成分较容易被人体消化吸收，羹已成为婴幼儿、老人和病人补充营养的重要食物，也是普通人生活中必不可少的一种食品。常见的羹按照产品形态可分为糊状和冻状两类，糊状羹常见的是各种汤类糊羹，如紫菜蛋花糊羹、蟹糊羹、营养米糊羹等；冻状羹常见鸡蛋羹（也称鸡蛋糕）、果冻羹、奶冻羹等。鸡蛋羹不仅制作简单，而且营养丰富。鸡蛋由于含有活性肽，其相关产品都是营养价值较高的补品。活性肽具有降低血糖、降血压等功效（赵鸿滨，2019）。鸡蛋还可为人体提供丰富的蛋白质、脂肪、矿物质等（何立超等，2018；颜廷旋，2022）。蛋羹具有口感顺滑、组织细腻、老少皆宜的特点，但传统蛋羹由于常见已不能引起人们的食用兴趣，在传统蛋羹的基础上添加功能因子进一步提高蛋羹的营养价值，丰富蛋羹的种类，改变蛋羹的风味，具有一定的发展前景。将玉竹水提物与传统蛋羹结合，在此基础上添加奶粉开发新型玉竹奶羹，使羹中的营养素种类更全面，提高能量值，改变传统蛋羹风味，可丰富羹的种类和玉竹食品种类，老少皆宜，市场开发前景广阔。

　　此外，还可以将玉竹添加到常见糕点中，开发保健型糕点。

7.1 试验材料

7.1.1 材料与试剂

玉竹，购买于吉林省白山市松江河县；维生素 C，安徽天悦生物科技有限公司；柠檬酸，广东省阳东县玮琪化工工业公司；乙基麦芽酚，哈尔滨市向导香料有限公司；黄原胶，淄博顺达生物化学有限公司；羧甲基纤维素钠，威怡化工有限公司；海藻酸钠，青岛奥福隆生物科技有限公司；雀巢奶粉，双城雀巢有限公司；卵磷脂，北京奥博星生物技术有限公司；95%乙醇、三氯乙酸、硫代巴比妥酸、盐酸、硫酸亚铁、水杨酸、过氧化氢，均为分析纯；蔗糖脂肪酸酯、分子蒸馏单甘酯、吐温 80，食品级；蒸馏水，现制；植物油、白砂糖、鸡蛋、蜂蜜、膨松剂、食盐，市售。

7.1.2 仪器设备

DHG-9245A 鼓风干燥箱，上海一恒科学仪器有限公司；SHP-60-60 均质机，上海科学技术大学机电厂；JM-L50 胶体磨，张祥胶体磨厂；YXQ-SG46-280S 杀菌锅，上海博讯实业有限公司医疗设备厂；GT6J-0.5CE 夹层锅，广州旭众食品机械厂；1000C 粉碎机，永康红太阳机电有限公司；GD-Ca-425 打浆机，菏泽光大自动化设备有限公司；TS-10 离心过滤机，大龙兴创实验仪器（北京）有限公司；ET-03L 比重计，北京仪特诺电子科技有限公司；RE100-Pro 旋转蒸发器，大龙兴创实验仪器（北京）有限公司；DHG-9101-2S 烤箱，上海一洲食品机械有限公司；CT3 型质构分析仪，美国博勒飞公司；便携式色度计，爱色丽公司；N-50E 型糖度计，日本爱拓有限公司；干燥箱，打蛋器，烤盘，不锈钢盆，蛋刷等。

7.2 试验方法

7.2.1 玉竹多糖和玉竹黄酮复合饮料的工艺及抗氧化活性研究

7.2.1.1 复合饮料制作工艺

（1）材料预处理。

将玉竹洗净后放入干燥箱内，于 70~80 ℃下烘干 48 h，再用粉碎机粉碎，过 40 目筛子，备用。

（2）玉竹多糖提取。

采用热水浸取法提取玉竹多糖。将玉竹粉末置于不锈钢蒸锅中按照 1∶50 的比例加入纯净水，加热煮沸 2 h，冷却后 3000 r/min 离心 15 min，收集上清液，旋转蒸发蒸至体积不再减小的膏状物后取出即得玉竹多糖样品。

（3）玉竹黄酮的提取和纯化。

称取 5 kg 的玉竹粉，按照料液比为 1∶15 的比例加入 2∶1 比例浓度为 70% 的氯化胆碱/乙二醇溶液，充分搅拌使其均匀，于 45 ℃下提取 60 min，然后抽滤，滤液用乙酸乙酯萃取，萃取液低压蒸干后用 HSCCC 进行纯化。纯化后的玉竹黄酮样品经多次水洗后低压蒸干成油状物备用。

（4）复合制作工艺流程。

白砂糖、柠檬酸、蜂蜜、乳化剂
↓
玉竹多糖、黄酮混合→调配→离心分离→罐装→封口→灭菌→冷却→成品

（5）工艺操作要点。

取适量的玉竹多糖和玉竹黄酮样品（二者按 99∶1 的质量比取样），按一定比例与水混合，加入适量的白砂糖、柠檬酸、蜂蜜和乳化剂，搅拌均匀后于 5000 r/min 条件下离心 15 min。然后过滤除去沉淀，将滤液装到玻璃瓶中，80 ℃水浴加热 10 min 后封口，再煮沸灭菌 15 min，冷却至室温后即为玉竹多糖黄酮复合饮料。

7.2.1.2 复合饮料调配单因素试验

分别进行加水比（玉竹多糖和玉竹黄酮的质量克数与水的毫升体积比）、白砂糖用量、柠檬酸用量和蜂蜜用量的单因素试验。加水比分别为 1∶10、1∶15、1∶20、1∶25、1∶30、1∶35 和 1∶40，白砂糖用量分别为 3%、4%、5%、6%、7%、8% 和 9%（每百毫升饮料添加的白砂糖质量克数），柠檬酸用量分别为 0.01%、0.03%、0.05%、0.07%、0.09%、0.11% 和 0.13%，蜂蜜用量分别为 0.5%、1.0%、1.5%、2.0%、2.5%、3.0% 和 3.5%。

7.2.1.3 复合饮料调配正交试验

以白砂糖、柠檬酸和蜂蜜用量为因素，结合空白对照，各取三个水平进行 $L_9(3^4)$ 正交试验以确定适宜的工艺参数。以感官评价得分为考察指标对正交试验结果进行分析，来确定玉竹多糖黄酮复合饮料的最佳配比。

7.2.1.4 复合饮料的稳定性试验

由于玉竹黄酮水溶性不佳，在饮料中会出现类似浮油层，需添加乳化剂来保

持饮料的均匀稳定状态，避免产生分层。试验中分别对添加不同用量的蔗糖脂肪酸酯、分子蒸馏单甘酯和吐温 80 的饮料取样 10 mL 装入离心管中，于 5000 r/min 下离心 15 min 观察是否产生浮层，据此确定合适的乳化剂种类和用量。

7.2.1.5 复合饮料的检验指标及方法

（1）感官评定。

对制作出的玉竹多糖和玉竹黄酮复合饮料从口感、色泽、气味、组织状态等四个方面进行评价，具体评价标准见表 7-1。

表 7-1 玉竹多糖和玉竹黄酮复合饮料感官评价表

项目	评分标准	分数
口感 （40 分）	细腻柔和、酸甜适口，具有玉竹特有的风味	31~40
	细腻，偏酸或偏甜	21~30
	偏酸或偏甜	11~20
	过酸或过甜	0~10
色泽 （15 分）	均匀一致的淡黄色	8~15
	色泽暗淡	0~7
气味 （15 分）	具有淡淡清香，无异味	11~15
	无清香味，无异味	6~10
	有异味	0~5
组织状态 （30 分）	澄清透明、无沉淀、无分层、无杂质	21~30
	略微浑浊，有少量沉淀，无分层，无杂质	11~30
	略微浑浊，有少量沉淀或杂质，轻度分层	0~10

（2）理化与微生物检验。

对玉竹多糖黄酮复合饮料进行可溶性固形物含量、多糖含量、黄酮含量测定和微生物学指标检验。可溶性固形物含量采用折光法测定，多糖含量采用苯酚—硫酸法测定，黄酮含量采用三氯化铝显色法测定，菌落总数采用 GB 4798.2—2016 方法检验，致病菌采用 GB 4789.18—2010 方法检验。

7.2.1.6 复合饮料的抗氧化活性评价

（1）饮料样品的制备。

根据成品饮料中多糖和黄酮的含量，配制样品溶液，多糖浓度分别为

0.5 mg/mL、1.5 mg/mL、2.5 mg/mL、3.5 mg/mL、4.5 mg/mL，相应的黄酮浓度分别为 0.005 mg/mL、0.01 mg/mL、0.015 mg/mL、0.02 mg/mL、0.025 mg/mL，以作为抗氧化试验研究的不同浓度梯度样品。

（2）抗脂质体过氧化能力试验。

将 10 mg/mL 卵磷脂溶液 1 mL、0.4 mmol/L 硫酸亚铁 1 mL 及 1 mL 样品溶液依次加入试管中并混匀。37 ℃水浴并进行避光处理 60 min，加入 TCA-TBA-HCl 2 mL 混合液，95 ℃水浴 15 min 后立即冷却，以 3000 r/min 的转速离心 10 min，弃去沉淀，保留上清液，测定其在 535 nm 测吸光度（A_s）。空白管以 1 mL 去离子水作为样品使用，测得空白管的吸光度（A_c），参比管中以 1 mL 去离子水作为卵磷脂使用。并以抗坏血酸作为阳性的对照。

$$抑制率（\%）= [(A_c - A_s)/A_c] \times 100$$

以样品浓度为横坐标，对应的抑制率为纵坐标进行作图，通过得到的拟合方程计算出能够到达 50% 抑制率时所需要添加的样品浓度，其数值即半抑制浓度 IC_{50} 值。

（3）羟基自由基清除率试验。

取 2 mL 样品溶液，依次加入 2 mL 6 mmol/L $FeSO_4$、2 mL 0.3% H_2O_2，混匀后静置 10 min，再加入 2 mL 6 mmol/L 水杨酸，混匀，30 ℃保温静置 30 min，反应完立刻在波长 510 nm 处测其吸光度（A_1），当用蒸馏水代替水杨酸时的吸光度（A_2）。空白对照组以蒸馏水代替样品溶液吸光度（A_0）。计算对羟自由基的清除率 $E(\cdot OH)$。

$$E(\cdot OH)(\%) = \left[1 - \frac{(A_1 - A_2)}{A_0}\right] \times 100$$

7.2.2 玉竹奶羹研制

7.2.2.1 生产工艺

（1）生产流程。

玉竹→清理除杂→第一次煮制→过滤→滤渣二次煮制→二次过滤→合并滤液→调整浓度→调配→蒸煮→冷却→玉竹奶羹
　　　　　　　　　　　　　　　　　　　　↑
　　　　　　　　　　　　　　　　　蛋液、奶粉、食盐

（2）操作要点。

选择无虫害、无腐败、形状完整的干燥玉竹根，清除各种杂质后放入蒸煮锅中，加入 20 倍的纯净水，加热煮沸后小火熬煮 2 h，冷却后过滤，收集滤液（第一次滤液）。滤渣加入 10 倍量的纯净水后再次熬煮 2 h，然后冷却过滤，将第二次过滤所得滤液与第一滤液合并，调整其总固形物浓度为6%，即得玉竹水提液。

称取适量的玉竹水提液、鸡蛋液、奶粉、食盐，将玉竹水提液加热至85 ℃后加入鸡蛋液、奶粉和食盐，搅拌均匀，去除浮沫。将搅拌好的玉竹奶羹原液装入瓷碗中后，用蒸锅加热沸腾后蒸制15 min，取出冷却至室温后即得成品玉竹奶羹。

7.2.2.2 玉竹奶羹风味调配单因素试验

（1）食盐用量对玉竹奶羹风味的影响。

在蛋液用量为40%（以6%固形物含量玉竹水提液为参照），奶粉用量6%的条件下，分别添加食盐0.1%、0.3%、0.5%、0.7%、0.9%，以感官平均得分为评价依据确定食盐的最佳用量。

（2）奶粉用量对玉竹奶羹风味的影响。

在蛋液用量为40%，食盐用量为0.5%的条件下，分别添加2%、4%、6%、8%、10%的奶粉制作玉竹奶羹，以感官平均得分为评价依据确定奶粉的适宜用量。

（3）鸡蛋液用量对玉竹奶羹风味的影响。

在奶粉用量为6%，食盐用量为0.5%的条件下，分别添加45%、55%、65%、75%、85%的蛋液来制作玉竹奶羹，以感官平均得分为评价依据确定鸡蛋液的最佳用量。

7.2.2.3 玉竹奶羹风味调配正交试验

以食盐用量、奶粉用量、鸡蛋液用量为因素，以单因素试验结果为中心，进行三因素三水平试验来优化玉竹奶羹配方。以感官评分作为考察指标确定3个因素的最优组合方式。

7.2.2.4 玉竹奶羹的感官评价方法

由20名健康无陋习（饮食、生活规律健康，无抽烟酗酒现象等）人员组成评价小组，其中10男10女。对产品的色泽、组织状态、气味、口感进行评价，评分标准见表7-2。

表7-2　玉竹奶羹感官评价评分依据

项目	评分标准	感官得分
色泽（20分）	黄色，均匀	14~20
	淡黄色，较均匀	7~13
	呈白色，不均匀	0~6

续表

项目	评分标准	感官得分
组织状态（30分）	表面光滑细腻平整，无气泡	21~30
	表面平整较粗糙，气泡较少	11~20
	表面粗糙，有气泡，有水渗出	0~10
口感（40分）	咸度适中，奶香味纯正，有玉竹清甜，柔软细腻	27~40
	咸度偏淡，奶香味偏淡，有玉竹清甜，有结块	14~26
	咸度较高，无奶香味，无玉竹味，质地较硬	0~13
气味（10分）	无蛋腥味，香味浓厚	7~10
	有较淡的蛋腥味，香味一般	4~6
	有浓厚的蛋腥味，无香味	0~3

7.2.3 玉竹糕点研制

7.2.3.1 玉竹糕点制作工艺

（1）工艺流程。

低筋蛋糕粉　白砂糖
↓　↓
玉竹→清洗→烘干→粉碎→过筛→玉竹粉→原辅料称重→搅打蛋液→
调制面糊→注模→烘烤→冷却→包装→成品
↑
低筋蛋糕粉+植物油

（2）操作方法。

选取新鲜玉竹为原料，清洗干净后置于80℃鼓风干燥箱中进行烘干至恒重。将烘干后的玉竹放入粉碎机中进行粉碎，粉碎后过80目筛，即制得玉竹粉。将各种原辅料准确称量后备用。将新鲜鸡蛋打入洁净且无水无油的不锈钢盆中，加入称量好的白砂糖，后将盆置于40℃恒温水浴中进行打发，使用打蛋器中速打发至蛋糊浓稠细腻，使打蛋头提起来，蛋糊呈能长时间挂住且不会滴落的状态。再将称量好的低筋蛋糕粉进行过筛，重复两遍，以达到滤掉面粉中颗粒的目的，同时筛入大量的空气，使制作出来的糕点更加蓬松。将筛好的低粉分三次加入蛋糊中，翻拌均匀后，加入少许植物油和称量好的食盐与膨松剂后再次拌匀。连接电源，开启烤箱，设置温度为170℃进行预热10 min。用小刷子在模具表面刷上一层植物油，将调制均匀的面糊倒入模具中，装入模具体积的三分之二即可，振动模具使面糊中的大量气泡排出。烤箱预热完成后，将模具置于烤箱中，于170 ℃下烘烤20 min。完成烘烤后，取出糕点，立刻倒扣至洁净的桌面上，进行冷却，室温后包装即得成品。

7.2.3.2 确定玉竹糕点配方的单因素试验

（1）玉竹粉添加量的确定。

在基本配方中，固定低筋蛋糕粉以及其他辅料的量，改变玉竹粉的添加量，分别为低筋蛋糕粉质量的10%、20%、30%、40%、50%的比例进行试验，通过感官评定法确定其添加量。

（2）白砂糖添加量的确定。

在基本配方中，固定低筋蛋糕粉以及其他辅料的量，改变白砂糖的添加量，分别为低筋蛋糕粉质量的90%、100%、110%、120%、130%的比例进行试验，通过感官评定法确定其添加量。

（3）鸡蛋液添加量的确定。

在基本配方中，固定低筋蛋糕粉以及其他辅料的量，改变鸡蛋液的添加量，分别为低筋蛋糕粉质量的100%、110%、120%、130%、140%、150%的比例进行试验，通过感官评定法确定其添加量。

（4）食盐的添加量的确定。

在基本配方中，固定低筋蛋糕粉以及其他辅料的量，改变食盐的添加量，分别为低筋蛋糕粉质量的0%、0.5%、1.0%、1.5%、2.0%的比例进行试验，通过感官评定法确定其添加量。

（5）膨松剂添加量的确定。

在基本配方中，固定低筋蛋糕粉以及其他辅料的量，改变膨松剂的添加量，分别为低筋蛋糕粉质量的0%、0.5%、1.0%、1.5%、2.0%的比例进行试验，通过感官评定法确定其添加量。

7.2.3.3 确定玉竹糕点配方的正交试验

在单因素试验结果的基础上，以玉竹粉添加量、白砂糖添加量、鸡蛋液添加量和食盐添加量为因素进行$L_9(3^4)$正交试验，以确定四个因素的最佳组合方式。

7.2.3.4 玉竹糕点的烘烤工艺参数的确定

（1）烘烤温度的确定。

在操作中改变烘烤温度，分别用150 ℃、160 ℃、170 ℃、180 ℃、190 ℃来

烘烤玉竹糕点，通过感官评价确定适宜的烘烤温度。

（2）烘烤时间的确定。

对玉竹糕点分别烤制 16 min、18 min、20 min、22 min、24 min，通过感官评价确定适宜的烘烤时间。

7.2.3.5 糕点感官品质评价方法研究

由 20 名身体健康，嗅觉、味觉正常人员从糕点形态、表面色泽、烘焙均匀度、颗粒与气孔、风味和口感以及有无杂质这些方面进行评价。感官评价标准见表 7-3。

表 7-3 玉竹糕点感官评价评分标准

项目	感官评价指标		
形态（15 分）	正常隆起或比正常隆起稍低或稍高，不开裂（12~15 分）	平坦微有收缩变形，或比正常隆起较高或稍有开裂（8~11 分）	中等凹或收缩变形较大或开裂很大（≤7 分）
表面色泽（15 分）	色泽鲜亮呈金黄色（12~15 分）	色泽较暗淡呈金黄色或淡棕色（8~11 分）	色泽暗淡呈深棕色（≤7 分）
烘焙均匀度（10 分）	四周颜色均匀，不深不浅（12~15 分）	四周颜色较均匀，个别处有深浅（5~7 分）	四周颜色不均匀，有深有浅（≤4 分）
颗粒与气孔（25 分）	无颗粒；气孔细密（0.3~0.5 mm）、均匀，孔壁薄（18~25 分）	少量颗粒；气孔基本细密、略不均匀，孔壁稍厚（13~17 分）	少量颗粒；气孔粗细（1.0 mm 左右）不均匀较明显，孔壁较厚（≤13 分）
风味和口感（25 分）	细腻、绵软，有浓郁的玉竹香味，无苦涩味（18~25 分）	绵软但略有坚实感，有玉竹独特的香味，微有苦涩味（13~17 分）	绵软性差，有明显坚实、坚韧或有粘牙感，玉竹香味较轻，淡淡苦涩味（≤13 分）
杂质（10 分）	有非配方规定原辅料外的可食性异物（0 分）； 有其他因加工造成的异色颗粒（1~10 分，每发现一处扣一分）		

注 （1）气孔直径只供判别气孔大小时参考，不要求测量。
（2）断面：用锯齿形面包刀在横向从正中切开。
（3）一级：90~100 分；二级：80~90 分；三级 80 分以下。

7.2.3.6 理化指标的测定

（1）质构分析。

采用质构仪测定产品硬度、弹性、咀嚼性，并和普通糕点对比。食品质构仪的作用和目的是模仿人体口感，对待测食品给出一个比较准确的感官评价。其中质地剖面分析（TPA）已经被广泛用于多种食品质构方面数据的测定。其原理是利用机器模拟人体口腔的阻嚼动作，实际操作中质构仪将会对待测物体进行两次压缩，从中得出硬度、弹性、咀嚼性等数值。

具体试验参数：探头为 TA44；模式为压缩比例模式；测试前速度为 2.0 mm/s；测试速度为 1.0 mm/s；测试速度为 2.0 mm/s；压缩比例为 50%；感应力度为 5 g（李里特，2000）。

糕点培烤后，经过 4 h 的冷却，取糕点芯部，切成 2 cm×2 cm×1 cm 的方块，水平放置于底座上进行测试。每个样品测试三次，取其平均值。

（2）糕点色泽的测定。

使用色度测定仪测量糕点内部的色泽，仪器测定样品前要使用标准白板校正，得到表示色泽的三个参数 L^*、a^*、b^* 值，其中 L^* 表示样品的亮度［L^*=0（黑色），L^*=100（白色）］，+a^* 表示样品偏红，-a^* 表示样品偏绿，+b^* 表示样品偏黄，-b^* 表示样品偏蓝。每种糕点测定 5×5 次：糕点心分别选取 5 个不同部位，每个部位测定 5 次，其中各部位在糕点的中心附近选择。糕点的白度值（W）按式 $W=100-[(100-L^*)^2+(a^*)^2+(b^*)^2]^{\frac{1}{2}}$ 计算。

（3）糕点水分的测定。

按照 GB 5009.3—2016 第一法（直接干燥法）执行。

7.2.3.7 糕点分级方法研究

为方便利用理化指标进行分级方法研究，由感官评定小组根据感官评价标准进行感官评价，计算出平均分，按照平均分进行排序和初步分级，根据感官评价得分制作不同等级的玉竹糕点，再对糕点从质构、色泽、水分等理化指标进行检测，根据感官分级确定各等级糕点的理化指标阈值，从而确定糕点分级的感官指标和理化指标标准，根据确定的感官指标和理化指标标准重新对各组玉竹糕点随机采样并检测分析，判定糕点等级，确定等级后，再由感官评价小组进行感官评价，验证所确定的糕点分级方法是否合理，并对分级方法进行修改，经过若干次修正后确定一套合理、实用、科学的分级方法。

7.3 结果与分析

7.3.1 研制玉竹多糖和玉竹黄酮复合饮料的试验结果

7.3.1.1 单因素试验结果

分别进行了加水比、白砂糖、柠檬酸、蜂蜜适宜添加量的单因素试验，试验结果见图 7-1~图 7-4。过低的加水比导致玉竹多糖玉竹黄酮复合饮料较黏稠、色泽不佳；随着加水比的增大，饮料的黏稠度逐渐减小，玉竹特有的风味也随之变淡。白砂糖的用量对复合饮料的甜味具有一定的影响，其可与玉竹多糖形成较好的甜味协同增效作用，用量在 6% 左右时饮料的甜度适宜，当其用量超过 8% 后导致饮料过甜不宜被接受。柠檬酸对改善饮料的口感作用显著，适量使用可增强饮料口感，使其酸甜适口；用量超过 0.07% 后导致饮料酸味明显，感官评分显著下降。适量添加蜂蜜可使饮料的甜味更加柔和，用量过大会导致饮料过甜。综合分析确定加水比的适宜比例确定为 1∶25，白砂糖的适宜添加量确定为 6%，柠檬酸的适宜添加量确定为 0.05%，蜂蜜的适宜添加量确定为 2.0%。

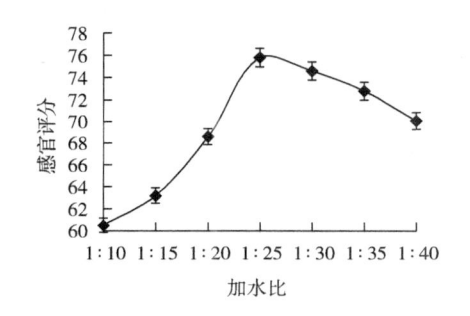

图 7-1　不同加水比下的感官评分

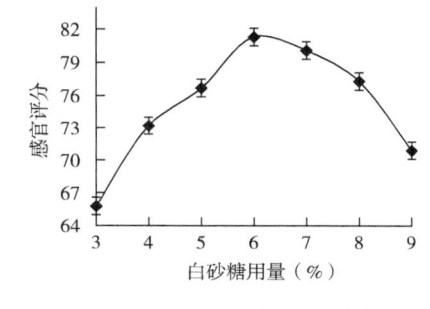

图 7-2　不同白砂糖用量下的感官评分

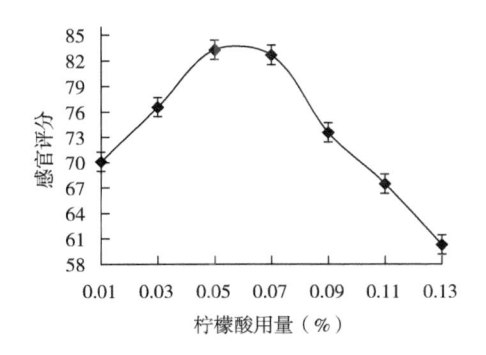

图 7-3　不同柠檬酸用量下的感官评分

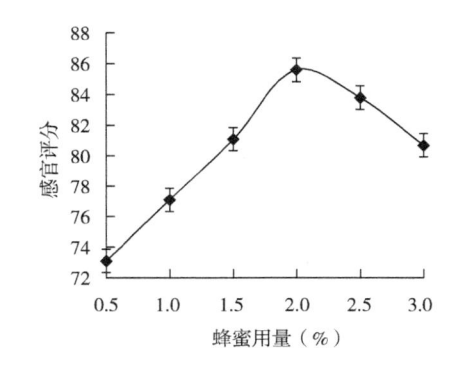

图 7-4　不同蜂蜜用量下的感官评分

7.3.1.2　复合饮料调配的正交试验结果

由于加水比对饮料的黏稠度、色泽和风味均有很大影响，改变加水比，则饮料的黏稠度、色泽和风味均随之发生变化，不利于饮料组织状态的稳定。选取固定的加水比，有利于饮料制作和相关研究。正交试验选取白砂糖用量、柠檬酸用量和蜂蜜用量为因素进行，试验设计见表7-4，试验结果见表7-5。

表7-4 玉竹复合饮料制作工艺正交设计表

水平	白砂糖（%）	柠檬酸（%）	蜂蜜（%）	空白
1	5	0.03	1.5	—
2	6	0.05	2.0	—
3	7	0.07	2.5	—

表7-5 玉竹多糖黄酮复合饮料制作正交试验结果

试验号	A 白砂糖（%）	B 柠檬酸（%）	C 蜂蜜（%）	D 空白	感官得分（分）
1	1（5）	1（0.03）	1（1.5）	1	84.6
2	1	2（0.05）	2（2.0）	2	90.2
3	1	3（0.07）	3（2.5）	3	85.5
4	2（6）	1	2	3	89.1
5	2	2	3	1	93.4
6	2	3	1	2	84.8
7	3（7）	1	3	2	89.6
8	3	2	1	3	91.3
9	3	3	2	1	83.3
k_1	86.8	87.8	86.9	87.1	
k_2	89.1	91.6	87.5	88.2	
k_3	88.1	84.5	89.5	88.6	
R	2.3	7.1	2.6	1.5	

如表7-5所示，从 R 值可以看出，3个因素对成品饮料风味影响的主次顺序是为 B>C>A，即柠檬酸添加量>蜂蜜添加量>白砂糖添加量，柠檬酸添加量对饮料的风味影响最大，蜂蜜添加量对饮料的风味影响次之，白砂糖添加量对饮料的风味影响最小。复合饮料的最优工艺为 $A_2B_2C_3$，即成品饮料的最佳配方为白砂糖添加量为6%、柠檬酸添加量为0.05%、蜂蜜添加量为2.5%；经验证试验，该组合感官评分为94分，优于其他试验组。

7.3.1.3 复合饮料的稳定性试验结果

对三种乳化剂对玉竹多糖玉竹黄酮复合饮料的稳定效果进行了考查，试验结果见表 7-6。不同用量下的蔗糖脂肪酸酯和分子蒸馏单甘酯对玉竹多糖玉竹黄酮复合饮料的稳定效果基本一致，达到稳定性较好的最少用量均为 0.03%，还导致饮料的浑浊度增加。吐温 80 的用量为 0.005% 时即可达到预期稳定效果，而且饮料的色泽和透明度均不变。故确定用食品级吐温 80 为玉竹多糖玉竹黄酮复合饮料的最佳乳化剂，其适宜用量为 0.005%。

表 7-6 不同浓度稳定剂对比试验结果

种类	浓度（%）	饮料经离心处理后出现的现象
蔗糖脂肪酸酯	0.01	分层明显，浑浊度不变
	0.02	轻微分层，浑浊度略微增加
	0.03	稳定性良好，组织状态均匀，浑浊度增加
	0.04	稳定性良好，组织状态均匀，浑浊度进一步增加
分子蒸馏单甘酯	0.01	分层明显，浑浊度不变
	0.02	轻微分层，浑浊度略微增加
	0.03	稳定性良好，组织状态均匀，浑浊度增加
	0.04	稳定性良好，组织状态均匀，浑浊度进一步增加
吐温 80	0.001	分层明显，浑浊度不变
	0.003	轻微分层，浑浊度不变
	0.005	稳定性良好，组织状态均匀，浑浊度不变
	0.007	稳定性良好，组织状态均匀，浑浊度不变

7.3.1.4 复合饮料的抗氧化活性试验结果

（1）抗脂质体过氧化能力试验。

对成品饮料样品溶液和维生素 C 分别进行抗脂质体过氧化能力试验，结果见图 7-5。由图 7-5 可知，成品饮料的浓度在小于 1.0 mg/mL 时，成品饮料的抗脂质体过氧化能力高于维生素 C；在成品饮料的浓度等于 1.0 mg/mL 时，成品饮料和维生素 C 的抗脂质体过氧化能力相同；在浓度大于 1.0 mg/mL 时，成品饮料的抗脂质体过氧化能力低于维生素 C。当浓度为 4.5 mg/mL 时，成品饮料的抗脂质体过氧化能力最高，为 26%；维生素 C 的抗脂质体过氧化能力最高，为 38%；证明成品饮料具有抗脂质体过氧化的能力。

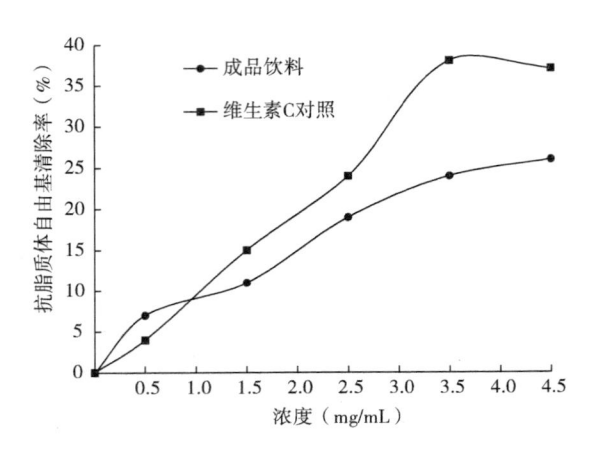

图 7-5 成品饮料的抗脂质体过氧化清除率

（2）羟基自由基清除率测定。

对成品饮料样品溶液和维生素 C 分别进行羟基自由基清除率试验，结果见图 7-6。由图 7-6 可知，成品饮料有明显的清除羟基自由基的能力，羟基自由基清除率一直高于维生素 C；成品饮料的羟基自由基清除率在浓度为 0~1.5 mg/mL 范围内时增幅较大，在浓度为 1.5~4.5 mg/mL 范围内时增幅缓慢；维生素 C 的羟基自由基清除率在浓度为 0~2.5 mg/mL 范围内时增幅较大，在浓度为 2.5~4.5 mg/mL 范围内时增幅缓慢。通过图 7-6 可知，成品饮料的羟基自由基清除率

图 7-6 成品饮料的羟基自由基的清除率

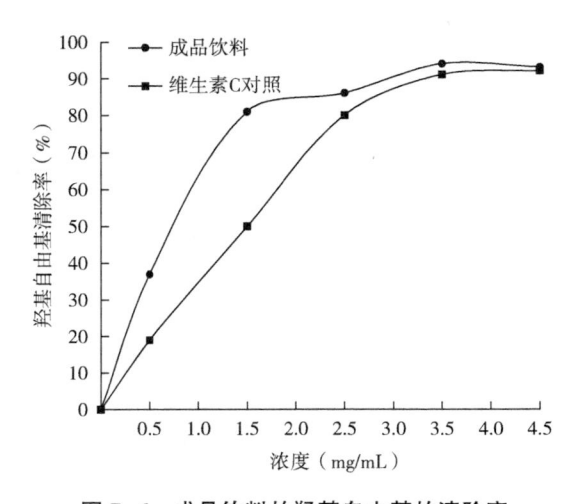

在其浓度为 3.5 mg/mL 时最高，其对羟基自由基的清除率为 93%；维生素 C 的羟基自由基清除率在其浓度为 4.5 mg/mL 时最高，其对羟基自由基的清除率为 92%；证明成品饮料具有明显的羟基自由基清除率，且清除效果明显。

7.3.1.5　复合饮料的营养卫生检验结果

成品饮料的理化检验结果为多糖含量 4.50 mg/mL，黄酮含量 0.09 mg/mL，可溶性固形物总量 8.8%。微生物检验结果为菌落总数 15 cfu/mL，致病菌未检出，菌落总数和致病菌检验结果符合国家卫生标准规定。

7.3.2　研制玉竹奶羹的试验结果

7.3.2.1　食盐用量对玉竹奶羹风味的影响

制作奶羹时适量添加食盐可以调节奶羹的味道，食盐具有增鲜、调味的作用。从图 7-7 可以看出，食盐的不同用量对玉竹奶羹的感官评分有一定的影响，感官评分随着食盐用量的增加而呈现出先升高后下降的趋势。当食盐的用量较低时，奶羹的口味较淡，能轻微品尝出鸡蛋的蛋腥味，感官评分较低；当食盐的添加量到达 0.5% 时，能更好品尝出奶羹特有的鲜味，感官分数达到了极值（80 分）；之后随着食盐用量的增加，感官评分开始下降，因为奶羹的咸味掩盖了玉竹的清甜。可见，食盐的适宜用量为 0.5%。

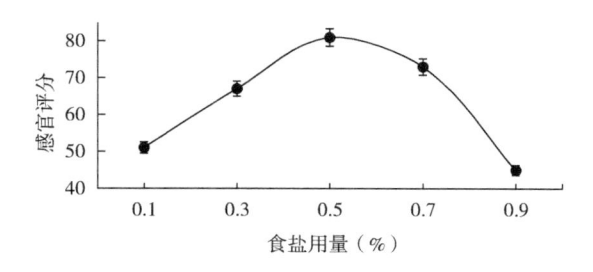

图 7-7　食盐用量对玉竹奶羹感官性状的影响

7.3.2.2　奶粉用量对玉竹奶羹风味的影响

奶粉含有丰富的蛋白质、脂肪及多种微量元素等营养物质，可提高人体免疫力，提供能量。传统的蛋羹富有浓郁的蛋香味，添加奶粉会增添奶香味。从图 7-8 可以看出，奶粉用量对玉竹奶羹感官评分有一定影响，分值呈现先增大后减小的趋势。奶粉用量较低时，奶羹颜色较深，品尝不出奶香味，故而感官评分较低；当奶粉的用量为 6% 时，可以尝出奶羹中的奶香味，也可以品尝出玉竹的清甜味，整体呈现为淡黄色，感官评分也到达了最高分（83分）；继续增加奶粉的用量后，奶羹的颜色变白，奶味越发厚重，品尝不出玉竹的清甜，导致感官评分下降。由此可见，奶粉的适宜用量为6%。

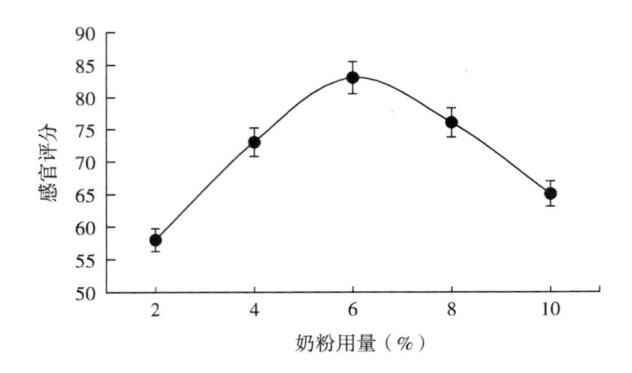

图7-8 奶粉用量对玉竹奶羹感官性状的影响

7.3.2.3 鸡蛋液用量对玉竹奶羹风味的影响

鸡蛋含有丰富的蛋白质，可以改善我们的身体健康，增强自身的免疫力，还可以使羹变为冻状，为奶羹提供了润滑软嫩的口感。从图7-9可以看出，随着鸡蛋液用量的增加，感官评分呈现出先升高后下降的趋势。当蛋液用量较低时，奶羹里会有多余的水分渗出，导致感官评分较低；当蛋液用量为65%时，奶羹顺滑，无水分渗出，可以品尝出玉竹的清甜味，整体色泽为淡黄色，感官评分最高（89分）；当蛋液用量再继续增加时，奶羹会有蛋腥味，口感较硬，导致感官评分降低。所以，鸡蛋液的适宜用量为65%。

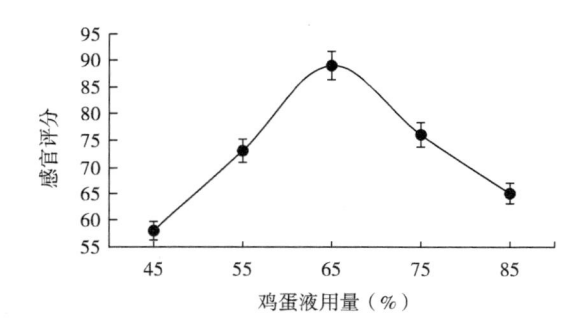

图7-9 鸡蛋液用量对玉竹奶羹感官性状的影响

7.3.2.4 玉竹奶羹的正交试验结果

经单因素后确定的正交试验因素水平表见表7-7，在此基础上进行三因素三水平正交试验，试验结果见表7-8。

表7-7 玉竹奶羹正交试验因素水平表

水平	A 鸡蛋液用量（%）	B 奶粉用量（%）	C 食盐用量（%）
1	55	4	0.3
2	65	6	0.5
3	75	8	0.7

表7-8 玉竹奶羹正交试验结果

试验号	A 蛋液	B 奶粉	C 食盐	感官评分
1	1（55%）	1（4%）	1（0.3%）	80
2	1	2（6%）	2（0.5%）	86
3	1	3（8%）	3（0.7%）	83
4	2（65%）	1	2	90
5	2	2	3	84
6	2	3	1	82
7	3（75%）	1	3	83
8	3	2	1	88
9	3	3	2	81
K_1	249	253	250	
K_2	256	258	257	
K_3	252	246	250	
k_1	83	84.3	83.3	
k_2	85.3	86	85.7	
k_3	84	82	83.3	
R	2.3	4	2.4	

由表7-8可知，影响玉竹奶羹品质的因素主次顺序为B>C>A，即奶粉用量>

食盐用量>蛋液用量。三个因素的最佳组合方式为 $A_2B_2C_2$，即蛋液用量为 65%，奶粉用量为 6%，食盐用量为 0.5%。在最佳组合条件下重新制作玉竹奶羹，产品的感官平均得分为 93 分，高于正交试验中的最高得分，说明最优组合是合理的。在最佳组合条件下制作出的玉竹奶羹呈现较匀一致的淡黄色，组织光滑细腻，味道咸味适中、奶香浓厚，具有玉竹的气息。

7.3.3 玉竹糕点研制的试验结果与分析

7.3.3.1 单因素试验结果

（1）适宜的玉竹粉添加量。

在基本配方中，固定低筋蛋糕粉以及其他辅料的量，改变玉竹粉的量进行试验，试验结果见图 7-10。

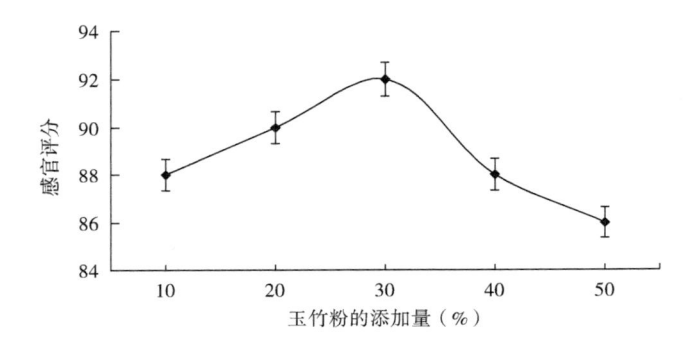

图 7-10 玉竹粉添加量对玉竹糕点品质的影响

由图 7-10 可知，在玉竹糕点的制作过程中，玉竹粉的添加会影响糕点的色泽、风味等，适量的玉竹粉会使糕点具有独特的口感和清香气味，增加食欲；玉竹本身具有一定的苦涩味，用量过多会影响糕点的可口度，所以最终确定玉竹粉的最佳添加量为低筋蛋糕粉质量的 30%。

（2）适宜的白砂糖添加量。

在基本配方中，固定低筋蛋糕粉以及其他辅料的量，改变白砂糖的量进行试验，试验结果见图 7-11。

由图 7-11 可知，糖的添加量不仅影响糕点的口味，还影响着鸡蛋液的打发，这会关系到糕点的蓬松程度和放凉后糕点的塌陷情况，所以白砂糖的添加量极其重要。由于玉竹中含有多糖且要突出玉竹的独特风味，所以糖的添加不宜过多，会对人体健康产生不利影响，最后确定低筋蛋糕粉质量的 110% 为白砂糖的最佳添加量。

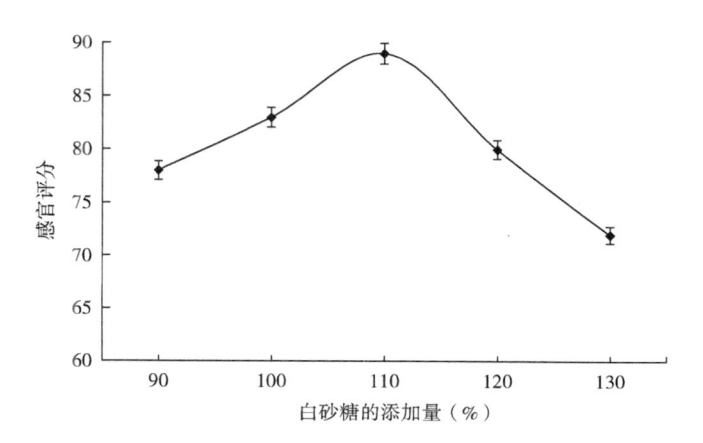

图 7-11 白砂糖添加量对玉竹糕点品质的影响

(3) 鸡蛋液的适宜用量。

在基本配方中，固定低筋蛋糕粉以及其他辅料的量，改变鸡蛋液的用量进行试验，试验结果见图 7-12。

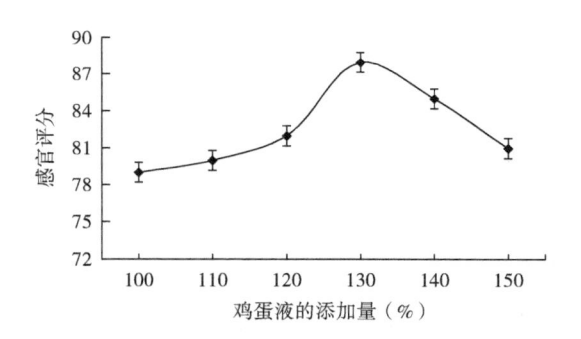

图 7-12 鸡蛋液添加量对玉竹糕点品质的影响

由图 7-12 可知，鸡蛋液太少会影响打发，制作出的糕点不松软，口感硬，而鸡蛋液太多会使糕点中间凹陷，造型不美观，而且蛋腥味太重，影响口感，最终经过感官评定小组确定鸡蛋液的最佳添加量为低筋蛋糕粉质量的 140%。

(4) 食盐的适宜用量。

在基本配方中，固定低筋蛋糕粉以及其他辅料的量，改变食盐的量进行试验，试验结果见图 7-13。

添加食盐可以增加产品的风味，使口感丰富，有层次感；添加少量即可，量过多会影响口感，无法突出玉竹的特点。所以根据感官评价得分可知，食盐的最佳添加量为低筋蛋糕粉质量的 1.0%。

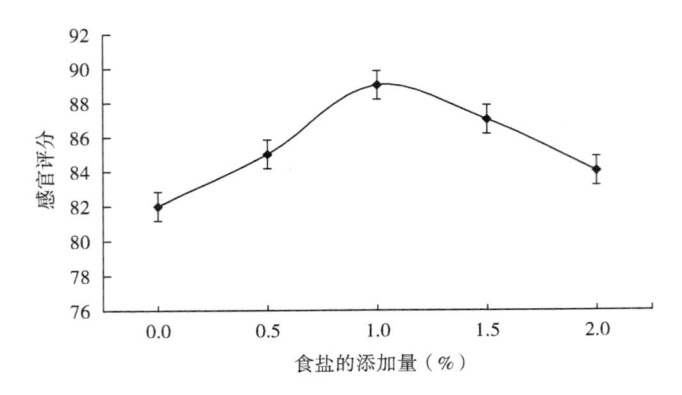

图 7-13　食盐添加量的对玉竹糕点品质的影响

（5）膨松剂的适宜用量。

在基本配方中，固定低筋蛋糕粉以及其他辅料的量，改变膨松剂的量进行试验，试验结果见图 7-14。

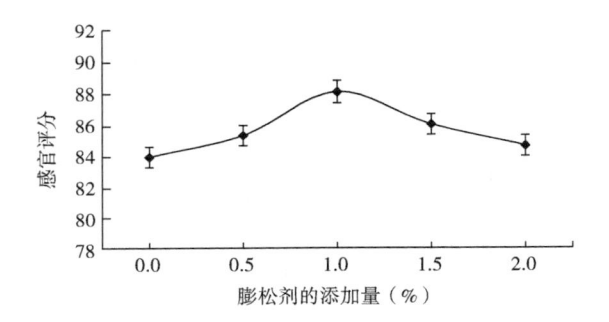

图 7-14　膨松剂添加量对玉竹糕点品质的影响

膨松剂可使产品更加松软，冷却后不易塌陷，看起来更加有食欲；适当添加即可，过量也会使表皮开裂，影响美观；最后确定膨松剂的添加量为 1.0%。食盐和膨松剂都属于添加剂，只需少量，不宜添加过多，所以膨松剂的最佳添加量为低筋蛋糕粉质量的 1.0%。

7.3.3.2　确定玉竹糕点风味配方的正交试验结果

以玉竹粉、白砂糖、鸡蛋液、食盐为因素的 $L_9(3^4)$ 正交试验设计见表 7-9，正交试验结果与分析见表 7-10。

表7-9 正交试验因素水平表

水平	A 玉竹粉（%）	B 白砂糖（%）	C 鸡蛋液（%）	D 食盐（%）
1	20	100	130	0.5
2	30	110	140	1.0
3	40	120	150	1.5

表7-10 玉竹糕点配方优化正交试验结果

试验号	A 玉竹粉（%）	B 白砂糖（%）	C 鸡蛋液（%）	D 食盐（%）	感官评定得分
1	1	1	1	1	86
2	1	2	2	2	94
3	1	3	3	3	88
4	2	1	2	3	93
5	2	2	3	1	95
6	2	3	1	2	92
7	3	1	3	2	88
8	3	2	1	3	88
9	3	3	2	1	86
K_1	278	268	266	267	
K_2	280	277	273	274	
K_3	262	266	271	269	
k_1	92.7	89.3	88.7	89.0	
k_2	93.3	92.3	91.0	91.3	
k_3	87.3	88.7	90.3	89.7	
R	6.0	3.6	2.3	2.3	

由表7-10可知，玉竹粉、白砂糖、鸡蛋液、食盐这四因素对糕点品质影响的主次顺序为玉竹粉的添加量>白砂糖的添加量>鸡蛋液的添加量=食盐的添加量，通过极差分析得到的最佳配方为 $A_2B_2C_2D_2$，即在固定低筋蛋糕粉添加量的基础上玉竹粉的添加量为30%，其原因是玉竹粉是形成风味主要成分，能增加糕点的香气，改善糕点的风味与口感，添加量过多会影响蓬松度使口感粗糙，有淡

淡苦涩味；白砂糖的最佳添加量为110%，其原因是白砂糖既影响玉竹糕点的口感也影响打发程度，白砂糖的适当添加可促进蛋液的打发，使产品蓬松绵软有弹性，过量添加会使口感下降，糕点易回缩变形；鸡蛋液的最佳添加量为140%，其原因是鸡蛋会影响糕点的形态与口感，使糕点富有弹性，口感细腻，过量或少量添加都会影响糕点的成型，影响口感和风味；食盐的最佳添加量为1.0%，其原因是食盐的主要作用是使糕点口感丰富，多层次，突出玉竹糕点的独特香味以及提鲜，过多添加会使咸味覆盖玉竹的香气，达不到食盐应有的作用。按照此配方和工艺参数制作出的玉竹糕点综合评分为98.3分，产品具有玉竹特有的香气和滋味，结构松软有弹性，无蛋腥味，满足蛋糕产品的感官要求，说明此配方切实可行。

7.3.3.3 确定玉竹糕点的烘烤工艺参数的结果

（1）适宜的烘烤温度。

由图7-15可知，适宜的烘烤温度为170 ℃。烘烤温度的高低对糕点的色泽有一定的影响，随着温度的升高，色泽也由浅到深，从淡黄色到焦糖色，温度太低，会影响糕点的上色，太高也会导致焦糊。

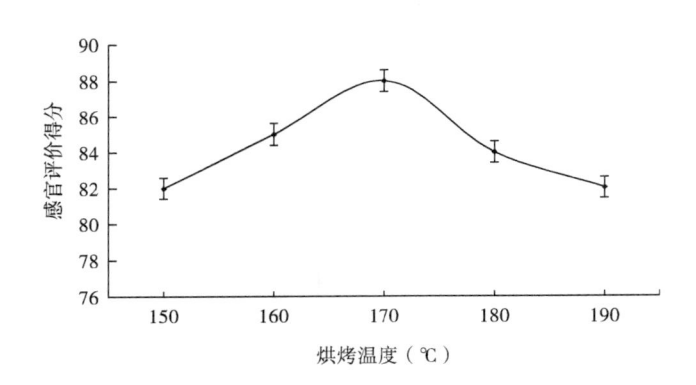

图7-15 烘烤温度对玉竹糕点品质的影响

（2）适宜的烘烤时间。

从图7-16可以看出，适宜的烘烤时间是20 min。烘烤时间决定了糕点的生熟，时间不够，糕点内部会黏稠不熟，影响口感，而且蓬松不起来，颜色不美观；烘烤时间过长会使糕点产生糊味，坚硬且颜色过深。

7.3.3.4 产品检验情况

采用质构仪测定产品硬度、弹性、咀嚼性，选用TA44探头进行测试，使用

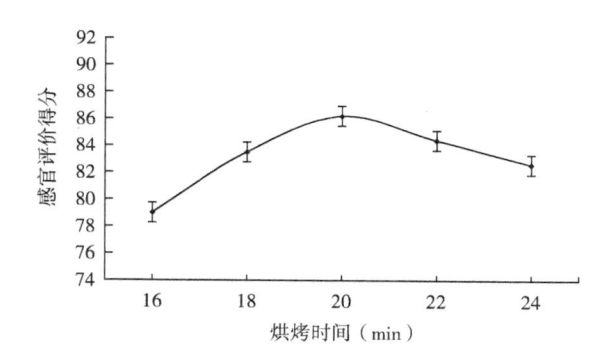

图 7-16　烘烤时间对玉竹糕点品质的影响

色度测定仪测量糕点的色度以及用直接干燥法测量水分含量，结果见表 7-11。

表 7-11　玉竹糕点质构、色度、水分含量检验情况

玉竹糕点配方及工艺参数	等级	硬度（g）	弹性	咀嚼性（g）	白度（%）	水分（%）
玉竹粉 20%	一级	369	0.29	77.0	29	16
玉竹粉 30%	一级	374	0.28	75.4	28	16
玉竹粉 40%	二级	379	0.27	73.7	27	13
玉竹粉 50%	三级	383	0.25	67.0	25	12
白砂糖 100%	二级	381	0.26	71.3	27	13
白砂糖 110%	一级	378	0.26	70.7	27	15
白砂糖 120%	二级	375	0.28	75.6	28	18
白砂糖 130%	三级	371	0.26	69.5	28	21
鸡蛋液 120%	三级	379	0.26	67.1	29	13
鸡蛋液 130%	二级	376	0.27	70.9	28	14
鸡蛋液 140%	三级	373	0.25	73.1	28	16
鸡蛋液 150%	二级	368	0.24	61.8	27	20
食盐 0.5%	二级	379	0.27	74.9	28	17
食盐 1.0%	一级	377	0.28	76.5	28	16

续表

玉竹糕点配方及工艺参数	等级	硬度（g）	弹性	咀嚼性（g）	白度（%）	水分（%）
食盐 1.5%	二级	375	0.28	72.8	27	16
食盐 2.0%	三级	378	0.27	71.9	27	15
烘烤温度 160 ℃	三级	368	0.26	73.2	27	20
烘烤温度 170 ℃	一级	377	0.27	77.6	28	17
烘烤温度 180 ℃	二级	374	0.27	72.8	28	14
烘烤温度 190 ℃	三级	381	0.26	69.8	26	12
烘烤时间 18 min	三级	366	0.26	68.5	26	21
烘烤时间 20 min	一级	373	0.28	75.3	28	17
烘烤时间 22 min	二级	379	0.27	72.3	27	13
烘烤时间 24 min	三级	384	0.25	68.3	26	12

由表7-11可知，当硬度在370~380 g的范围内、弹力在0.25~0.30的范围内、咀嚼性在70~80 g的范围内时，感官评价得分相对较高，说明在这三个范围内的产品口感较好，内部结构均匀，蓬松适度；而在这个范围之外的产品不易被人接受，口感较硬，无论蓬松程度和弹性都不好，不易咀嚼。玉竹粉太多会使产品出现粘牙的情况，而白砂糖和鸡蛋液的添加量也直接影响了这三个测量参数的大小。当色泽指标在27%~29%范围内时感官评价得分较高，此范围内的玉竹产品色泽均匀，呈金黄色，很有食欲，而其他产品的颜色较深，其中包含多方面因素，比如烘烤时间较长，温度过高，以及玉竹粉添加量过多等。当玉竹糕点水分含量在15%~17%范围内时，感官评价得分较高，水分含量过多不仅影响储存期的长短，也会影响其口感；若水分含量过低，产品会有干涩坚实的不良口感，也会影响产品的蓬松度，所以当色泽在27%~29%，水分含量在15%~17%范围内时，产品的口感以及外观最佳。

7.3.3.5 确定糕点分级方法的试验结果

对以上三方面指标的测量数据进行整理，并结合感官评价得分高低，对产品进行初步分级，感官评定人员再根据数据对几组玉竹糕点再次进行感官评价，将评价后得到的数据进行整理，再经多次实践调整，确定玉竹糕点的质量分级指标，见表7-12。

表7-12 玉竹糕点品质分级评价指标

等级	评价指标
一级	水分含量：16%~20% 内部白度：28%~30% 硬度：370~375 g 弹力：0.28~0.30 咀嚼性：77~75 g 形态：正常隆起或比正常隆起稍低或稍高，不开裂 颗粒与气孔：无颗粒；气孔细密（0.3~0.5 mm）、均匀，孔壁薄 风味和口感：细腻、绵软，有浓郁的玉竹香味，无苦涩味 杂质：正常视力无可见外来异物
二级	水分含量：13%~16% 内部白度：25%~28% 硬度：376~380 g 弹力：0.26~0.28 咀嚼性：75~70 g 形态：平坦微有收缩变形，或比正常隆起较高或稍有开裂 颗粒与气孔：少量颗粒；气孔基本细密、略有不均匀，孔壁稍厚 风味和口感：绵软但略有坚实感，有玉竹独特的香味，微有苦涩味 杂质：有其他因加工造成的异色颗粒
三级	水分含量：≤13%或≥20% 内部白度：≤25%或≥30% 硬度：≤70 g或≥77 g 弹力：≤0.26或≥0.30 咀嚼性：≤370 g或≥380 g 形态：中等凹或收缩变形较大或开裂很大 颗粒与气孔：少量颗粒；气孔粗细（1.0 mm左右）不均匀较明显，孔壁较厚 风味和口感：绵软性差，有明显坚实、坚韧或有粘牙感，玉竹香味较轻，淡淡苦涩味 杂质：有非配方规定原辅料外的可食异物

7.4 讨论

玉竹黄酮经过提取、纯化和水洗后，不存在残留溶剂的毒性问题，这已在斑马鱼试验中得到验证。同时，玉竹多糖采用水煎法提取，为确保食用安全未用有机溶剂进行纯化，故制作出的玉竹多糖黄酮复合饮料是安全的。出于研制澄清型玉竹多糖黄酮复合饮料的目的，为避免饮料产生沉淀或絮凝，不能使用黄酮粗提物，需对玉竹黄酮进行纯化。吐温 80 具有极强的乳化性能，使用极少量即可达到较理想的稳定效果。如果用饮料行业常用的蔗糖脂肪酸酯乳化剂来替代吐温 80，也能达到较理想的稳定效果，但用量远大于吐温 80 的用量，这就会导致饮料的澄清度下降。

玉竹奶羹制作容易，在制作普通鸡蛋羹的基础上进行调配即可，消费者在家中就可自制。同时，工业化生产制作玉竹奶羹也是可行的，产品经过适当包装和灭菌，能够实现较长期保存。消费者可开袋即食，也可用微波适当加热后再食用。此外玉竹奶羹可以在本研究的基础上根据不同人群需求调整产品风味，使之更容易被人们接受。

7.5　本章结论

从玉竹中提取多糖和黄酮，纯化后按 1∶25 的比例加水、添加 6% 白砂糖、0.05% 柠檬酸、2.5% 蜂蜜和 0.005% 的吐温 80 进行调配，灭菌后即可得到质量均匀、酸甜可口的玉竹多糖黄酮复合饮料。经抗脂质体过氧化能力试验和羟基自由基清除能力试验研究表明，该饮料具有一定的抗脂质体过氧化能力，具有明显的羟基自由基清除能力。

以玉竹为原料，提取制作含 6% 固形物的玉竹水提液，添加奶粉、蛋液、食盐等原料，经调配、蒸煮、冷却等工序制作玉竹奶羹。经试验研究，确定产品的最佳配方为鸡蛋液用量 65%、奶粉用量 6%、食盐用量 0.5%（以玉竹提取液用量为参照）。制作出的玉竹奶羹色泽淡黄，组织细腻，口感咸甜适中，奶香味浓厚，具有玉竹原料的气息，产品老少皆宜，本研究可为开发新型羹类食品和玉竹食品提供参考。

玉竹糕点的最佳配方（以低筋糕点粉重量为基准）为玉竹粉 30%、白砂糖 110%、鸡蛋液 140%、食盐 1.0%、膨松剂 1.0%；最佳烘烤温度为 170 ℃，烘烤时间为 20 min，常温冷却后即成品。成品颜色均匀，呈金黄色，蓬松绵软且具有玉竹独特的香气和风味，具有保健作用。根据感官评价得分高低来制定玉竹糕点品质分级评价标准，可以通过仪器测量数据来进行分级，避免了人为的误差或差异，既能较好地评价玉竹糕点的品质，同时也为玉竹食品加工企业开发新产品提供合理依据，此种分级标准可靠且有科学性，具有很高的利用价值。

第 8 章　总结论与展望

8.1　总结论

以玉竹根粉为试验材料，研究了低共熔溶剂法提取玉竹二氢高异黄酮的操作方法，并对应用高速逆流色谱（HSCCC）纯化玉竹黄酮的操作条件进行了优化，接下来研究了应用制备型高效液相色谱来分离玉竹高异黄酮单体化合物的工艺方法，并对制备产物的分子结构进行了波谱学鉴定，确认其是二氢高异黄酮类成分，最后对玉竹二氢高异黄酮的抗氧化机制进行了探究，得出以下结论：

（1）以氯化胆碱/乙二醇按 2∶1 比例组合使用为最佳提取剂，提取剂的适宜含水量为 70%，提取玉竹黄酮时按 1∶15 的料液比添加低共熔溶剂，适宜的提取温度为 45 ℃，最适提取时间为 60 min，在此条件下玉竹黄酮的提取得率可达 0.615%。

（2）应用 HSCCC 纯化玉竹黄酮的最佳操作条件为，以三氯甲烷—甲醇—水（8∶10∶5）为溶剂体系，流动相流速为 3 mL/min，HSCCC 柱温为 25 ℃，检测波长 290 nm，单次进样量为 20 mL。按此条件操作，可有效将玉竹黄酮提取液中的大量杂质去除，提高黄酮纯度，显著节省分离纯化操作时间和试剂用量。

（3）应用 U3000 制备型高效液相来分离玉竹黄酮单体化合物的最佳条件为，检测波长 296 nm，以甲醇∶水 = 58∶42 为流动相，进样时甲醇的适宜浓度为 40%，流动相总流速为 3 mL/min，柱温为 20 ℃，单次上样量为 200 μL，收集相邻目标成分时的适宜延迟时间为 4~8 s。经制备得到 5 种玉竹二氢高异黄酮单体成分，分别为 5，7，6′-三羟基-6，8-二甲基-4′-甲氧基-二氢高异黄酮（PDCO-1）、5，7，4′-三羟基-6，8-二甲基-二氢高异黄酮（PDCO-2）、5，7，4′-三羟基-6-甲基-8-甲氧基-二氢高异黄酮（PDCO-3）、5，7，4′-三羟基-6-甲基-二氢高异黄酮（PDCO-4）、5，7-二羟基-6-甲基-8，4′-二甲氧基-二氢高异黄酮（PDCO-5），得到的玉竹单体黄酮成分纯度较高，满足分析和研究生物学活性的纯度要求。

（4）通过对 5 种玉竹二氢高异黄酮单体成分体外抗氧化试验和斑马鱼胚胎体内抗氧化试验研究，确定 PDCO-1、PDCO-2、PDCO-3、PDCO-4 和 PDCO-5 均具有一定的抗氧化作用。PDCO-2、PDCO-3 和 PDCO-4 的抗氧化能力相比

PDCO-1 和 PDCO-5 来说具有明显的突出优势，PDCO-4 的抗氧化能力强于相同浓度的维生素 C。5 种玉竹二氢高异黄酮的抗氧化能力强弱大小关系为 PDCO-4＞PDCO-2＞PDCO-3＞PDCO-1＞PDCO-5。

（5）玉竹二氢高异黄酮抗氧化活性受到分子中在 4′位活性羟基、氧甲基的位置和数量的影响。分子中在 4′位有活性羟基的高异黄酮抗氧化活性高于 4′位无羟基的高异黄酮；分子中有氧甲基的，则抗氧化活性弱；同时，氧甲基的位置和数量对抗氧化活性也产生一定影响。

（6）玉竹经不同加工处理后，其总黄酮的抗氧化活性会下降；玉竹粉经酵母菌发酵处理后玉竹黄酮的抗氧化活性下降幅度最小，经挤压膨化处理后的玉竹黄酮抗氧化活性下降幅度最大。5 种加工处理后玉竹黄酮抗氧化活性的大小关系为酵母发酵处理后的玉竹黄酮抗氧化活性＞乳酸发酵处理后的玉竹黄酮抗氧化活性＞烘烤处理后的玉竹黄酮抗氧化活性＞高压处理后的玉竹黄酮抗氧化活性＞挤压膨化处理后的玉竹黄酮抗氧化活性。玉竹食品加工过程中应避免使用烘烤、挤压膨化和高压处理等加工处理方法，倡导对玉竹粉进行酵母菌发酵处理后再进行食品加工。

（7）玉竹经不同加工处理后其总黄酮的抗氧化活性发生改变的原因是经烘烤处理后 PDCO-4、PDCO-2 和 PDCO-3 含量下降；经挤压膨化处理后 5 种二氢高异黄酮含量均下降；经乳酸发酵处理后黄酮总量下降，且 PDCO-1 含量相对升高；经高压处理后 PDCO-4、PDCO-2 和 PDCO-3 含量均下降，PDCO-5 的含量相对上升；经酵母菌发酵处理后 PDCO-3 和 PDCO-4 含量相对升高，PDCO-1 和 PDCO-5 的含量相对下降，总黄酮含量略有减少。

（8）从保护玉竹二氢高异黄酮的抗氧化活性角度出发，玉竹食品加工过程中应避免使用烘烤、挤压膨化和高压处理等加工处理方法，倡导对玉竹粉进行酵母菌发酵处理后再进行食品加工。

（9）以玉竹为原料，开发出了具有一定保健功效、口感较好的玉竹多糖黄酮复合饮料、玉竹奶羹和玉竹糕点。制作玉竹多糖黄酮复合饮料时需先制作玉竹多糖浸膏和玉竹黄酮浸膏，按 1∶25 比例加水，添加 6% 白砂糖、0.05% 柠檬酸、2.5% 蜂蜜和 0.005% 吐温 80 进行调配。制作玉竹奶羹时用 6% 固形物的玉竹水提液来调配，添加 65% 鸡蛋液、6% 奶粉和 0.5% 食盐（以玉竹水提液用量为参照）。玉竹糕点的最佳配方为玉竹粉 30%、白砂糖 110%、鸡蛋液 140%、食盐 1%、膨松剂 1%（以低筋糕点粉重量为基准）。

8.2　研究展望

本研究确定了玉竹高异黄酮单体成分的制备方法，明确了起主要抗氧化作用的高异黄酮种类和在 5 种食品加工过程中发生的抗氧化活性变化情况，为提取、纯化、分离和制备玉竹黄酮单体成分，以及开发新型玉竹食品提供技术参考和理论基础。尽管研究内容涉及理论基础和生产应用，但仍有一些工作需从下面几个方面深入开展。

（1）对玉竹中的黄酮种类进行全面分析，明确已知种类，挖掘未知种类，对新的黄酮成分进行生物学活性评价和药理药效评价。

（2）对玉竹二氢高异黄酮的抗氧化活性与分子结构关系进行拓展剖析，明确除 4′酚羟基、甲氧基之外的其他基团引入或者分子中其他酚羟基对抗氧化活性的影响。

（3）对不同食品加工处理后的玉竹总黄酮进行黄酮单体分离，明确是否发生分子结构变化。

（4）开发其他玉竹抗氧化功能性食品。

参考文献

［1］ 曹学丽．高速逆流色谱分离技术及应用［M］．北京：化学工业出版社，2005：16-37.

［2］ 陈小芬，黄新异，郑媛媛，等．高速逆流色谱分离纯化天然产物中生物碱类成分的应用进展［J］．中草药，2011，42（5）：1026-1032.

［3］ 邓觅．F-53B对斑马鱼甲状腺功能和抗氧化能力的影响及机制研究［D］．南昌：南昌大学，2018.

［4］ 范金波，蔡茜彤，冯叙桥，等．咖啡酸体外抗氧化活性的研究［J］．中国食品学报，2015，15（3）：65-73.

［5］ 冯涛，庄海．黄酮类化合物结构特征与抗氧化性关系研究进展［J］．粮油与油脂，2008（10）：8-11.

［6］ 高亚平．*Cathepsin b* 基因在斑马鱼早期胚胎发育中作用的研究［D］．济南：山东大学，2018.

［7］ 管仁军，王岱杰，于宗渊，等．高速逆流色谱分离纯化蔓荆子中的活性成分［J］．色谱，2011，28（11）：1043-1047.

［8］ 郭焕杰，赵焕新，白虹．玉竹中甾体皂苷及高异黄酮类化合物的波谱学特征［J］．中医药学报，2012，40（5）：41-46.

［9］ 韩利文，陈锡强，袁彦强，等．高速逆流色谱在中药现代化研究中的应用［J］．现代药物与临床，2010，25（4）：241-246.

［10］ 韩日新，关玲敏，潘兴瑜．玉竹提取物A对小鼠巨噬细胞白细胞介素-1和肿瘤坏死因子产生的影响［J］．检验医学与临床，2010，7（20）：2198-2199.

［11］ 何志强，鄢浩，王骑虎，等．温度对氯化胆碱/多元醇型低共熔溶剂物性的影响［J］．上海大学学报，2015，21（3）：384-387.

［12］ 黄勇．斑马鱼（*Danio rerio*）早期胚胎发育及其超氧化物歧化酶时空表达特点研究［D］．兰州：兰州大学，2006：35-37.

［13］ 柯贤富，胡慧颖，吴立仁，等．实验用斑马鱼养殖地方标准的初步探讨［J］．中国比较医学杂志，2014，24（8）：75-78.

［14］ 雷永平．刺玫果总黄酮的纯化工艺及保健食品的研究［D］．吉林：吉林化工学院，2019：75-76.

[15] 李二文, 赵崇军, 冯丹, 等. 芫花水提取物对斑马鱼肝脏的毒性作用 [J]. 中华中医药杂志, 2019, 34 (4): 1747-1750.

[16] 李丽红, 任风芝, 陈书红, 等. 玉竹中新的双氢高异黄酮 [J], 药学学报, 2009, 44 (7): 764-767.

[17] 李妙然, 秦灵灵, 魏颖, 等. 玉竹化学成分与药理作用研究进展 [J]. 中华中医药学刊, 2015, 33 (8): 1939-1943.

[18] 李全国, 楚杰, 陈锡强, 等. 枣叶黄酮体外及皮肤荧光斑马鱼体内抗氧化活性研究 [J]. 食品工业科技, 2014, 35 (5): 58-65.

[19] 李洋益. 蓬莪术叶黄酮的提取纯化、成分分析及抗氧化活性研究 [D]. 成都: 四川农业大学, 2017: 13-16.

[20] 李远志. 野菊花、漏芦水提物对斑马鱼 COX2-MMPs 及 ANGPT-TIE 信号通路调控作用的研究 [D]. 成都: 成都中医药大学, 2016: 13-16.

[21] 李钟, 刘塔斯, 杨先国, 等. 不同产地与不同采收期玉竹多糖的含量测定研究 [J]. 辽宁中医学院学报, 2004, 6 (5): 355-356.

[22] 林厚文, 韩公羽, 廖时萱. 中药玉竹有效成分研究 [J]. 药学学报, 1994, 29 (3): 215.

[23] 刘金龙. 不同中药碳点对斑马鱼的抗氧化性能研究 [D]. 哈尔滨: 哈尔滨工业大学, 2018: 39-44.

[24] 刘塔斯, 杨先国, 龚力民, 等. 药食两用中药玉竹的研究进展 [J]. 中南药学, 2008, 6 (2): 216-219.

[25] 罗丽. 甜橙 NADPH 氧化酶基因家族的鉴定及抗寒性分析 [D]. 扬州: 扬州大学, 2019: 47-51.

[26] 罗秋水, 杜华英, 熊建华, 等. 葛根异黄酮类化合物提取工艺优化及抗氧化活性研究 [J]. 中国食品学报, 2015, 15 (2): 104-110.

[27] 毛跟年, 李彦军, 张俊涛, 等. 黑曲霉发酵法制备大豆异黄酮苷元工艺初探 [J]. 食品工业科技, 2006, 27 (11): 129-131.

[28] 孟利, 张兰威. 聚酰胺柱层析法去除西藏灵菇胞外多糖发酵液中蛋白质的研究 [J]. 食品工业科技, 2007 (10): 186-189.

[29] 倪睿. Hars 非经典功能调控斑马鱼血管发育机制研究 [D]. 重庆: 西南大学, 2018: 2-30.

[30] 宁波. 玉竹有效成分的提取与纯化 [D]. 吉林: 吉林化工学院, 2017: 2-3.

[31] 祁美娟. 斑马鱼药物代谢酶 CYP3A65 活性研究 [D]. 上海: 上海海洋大学, 2019: 9-10.

[32] 秦海林,李志宏,王鹏,等.中药玉竹中新的次生代谢产物[J].中国中药杂志,2004,29(1):42.

[33] 宋洪涛,郭涛.天然药物中的抗氧化剂[J].中草药,1991,22(7):331-334.

[34] 孙晓宇,马润恬,师彦平.分子印迹技术在蛋白质分离分析中的研究进展[J].色谱,2020,38(1):50-59.

[35] 田鑫.邻苯二甲酸二丁酯、苯酚及苯并(a)芘暴露对斑马鱼抗氧化系统的影响研究[D].沈阳:沈阳农业大学,2017:15-20.

[36] 涂文清.几种典型污染物对斑马鱼的甲状腺干扰效应[D].杭州:浙江工业大学,2014:9-27.

[37] 王佳佳,徐超,屠云杰,等.斑马鱼及其胚胎在毒理学中的实验研究与应用进展[J].生态毒理学报,2007,2(2):123-135.

[38] 王姝梅.天然黄酮类化合物的抗氧化作用及构效关系[J].海峡药学,2004,16(3):10-13.

[39] 韦露,樊友军.低共熔溶剂及其应用研究进展[J].化学通报,2011,74(4):333-334.

[40] 吴杰.斑马鱼补体调节因子 RCA group2 基因簇与 CD59 基因的鉴定、表达和功能研究[D].青岛:中国海洋大学,2012:1-2.

[41] 谢依婷.消减麸质蛋白毒性作用的天然抗氧化合物筛选及其分子作用机制研究[D].南昌:南昌大学,2019:9-20.

[42] 许冰洁,张立将,李春启,等.斑马鱼胚胎评价5种药物的发育毒性与模型验证[J].中国药理学通报,2016(1):74-79.

[43] 晏春耕,曹瑞芳.玉竹的研究进展与开发利用[J].中国现代中药,2007,9(4):33-37.

[44] 杨婧娟,张希,马雅鸽,等.发酵对黄精主要活性成分及其抗氧化活性和刺激性的影响[J].食品工业科技,2020,41(2):52-58.

[45] 杨文娟,何亚娟,毛跟年,等.裂叶荨麻醇提物体外抗氧化及 α-葡萄糖苷酶抑制作用的研究[J].食品研究与开发,2020,41(2):1-6.

[46] 尹鹭,曹学丽,徐静,等.高效逆流色谱分离化橘红中黄酮类化合物及组分结构鉴定[J].食品科学,2013,34(20):268-272.

[47] 张丽芳,林霞,冯星海,等.超声辅助有机溶剂回流提取水飞蓟籽中水飞蓟素工艺的优化[J].中成药,2019,41(1):191-194.

[48] 张艳军,彭重威,徐淑庆,等.银叶树树叶中总黄酮提取工艺优化[J].中药材,2012,35(4):638-640.

[49] 赵先英,张涛. 沙棘黄酮的生物学活性 [J]. 中国医院药学杂志, 2006, 26: 466-467.

[50] 赵雪松. 四溴二苯醚与高氯酸盐对斑马鱼复合作用与毒性机制 [D]. 哈尔滨: 哈尔滨工业大学, 2013: 19-34.

[51] 郑爽. 玉竹多糖的提取、纯化及理化性质与结构分析 [D]. 沈阳: 沈阳农业大学, 2016: 5-12.

[52] 周程,吴南翔,范宏亮,等. TCS 和 PCB153 联合暴露对斑马鱼肝脏 SOD 和 MDA 的影响 [J]. 预防医学, 2019, 31 (4): 330-334.

[53] 朱若男,孙婷婷,王黎,等. 玉竹二氢高异黄酮提取工艺 [J]. 中国实验方剂学杂志, 2011, 17 (2): 6-9.

[54] 邹娅雪,付晓婷,段德麟,等. 利用斑马鱼模型研究琼胶寡糖抗氧化机制 [J]. 食品工业科技, 2019, 40 (4): 286-291, 298.

[55] Ahumada K, Urrutia P, Illanes A, et al. Production of combi-CLEAs of glycosidases utilized for aroma enhancement in wine [J]. Food Bioproducts Processing, 2015, 94: 555-560.

[56] Akhlaghi, Masoumeh. Non-alcoholic fatty liver disease: beneficial effects of flavonoids [J]. Phytotherapy Research, 2016, 30 (10): 1559-1571.

[57] Akin O, Araus K, Temelli F. Separation of lipid mixtures using a coupled supercritical CO_2-membrane technology system [J]. Separation and Purification Technology, 2015, 156: 691-698.

[58] Akitomo F, Sasabe T, Yoshida T, et al. Investigation of effects of high temperature and pressure on a polymer electrolyte fuel cell with polarization analysis and X-ray imaging of liquid water [J]. Journal of Power Sources, 2019, 431: 205-209.

[59] Alvarez J G, Touchstone J C. Separation of acidic and neutral lipids by aminopropyl-bonded silica gel column chromatography [J]. Journal of Chromatography, 1992, 577 (1): 142-145.

[60] Aspen V, Weisman H, Vannucci A, et al. Psychiatric co-morbidity in women presenting across the continuum of disordered eating [J]. Eating Behaviors, 2014, 15 (4): 686-693.

[61] Baek S H, Lee J G, Park S Y, et al. Gas chromatographic determination of azetidine-2-carboxylic acid in rhizomes of *Polygonatum sibiricum* and *Polygonatum odoratum* [J]. Journal of Food Composition and Analysis, 2012, 25 (2): 137-141.

[62] Bai H, Li W, Zhao H, et al. Isolation and structural elucidation of novel cholestane glycosides and spirostane saponins from *Polygonatum odoratum* [J]. Steroids, 2014, 80: 7-14.

[63] Benthin B, Danz H, Hamburger M. Pressurized liquid extraction of medicinal plants [J]. Journal of Chromatography A, 1999, 837 (1-2): 211-219.

[64] Bhatia N, Zhao J, Wolf D M, et al. Inhibition of human carcinoma cell growth and DNA synthesis by silibinin, an active constituent of milk thistle: comparison with silymarin [J]. Cancer Letters, 1999, 147 (1-2): 77-84.

[65] Budak H, Kocpinar E F, GonuL N, et al. Stimulation of gene expression and activity of antioxidant related enzyme in Sprague Dawley rat kidney induced by long-term iron toxicity [J]. Comparative Biochemistry and Physiology Part C: Toxicology & Pharmacology, 2014, 166: 44-50.

[66] Cao Q J, Wang L S, Rashid H U, et al. Ultrasonic-assisted reductive extraction of matrine from sophorae tonkinesis and its purification by macroporous resin column chromatography [J]. Separation Science and Technology, 2017, 53 (5): 745-755.

[67] Caro M, Iturria I, Martinez-Santos M, et al. Zebrafish dives into food research: effectiveness assessment of bioactive compounds [J]. Food Function, 2016, 7 (6): 2615-2623.

[68] Chang C C, Yang M H, Wen H M, et al. Estimation of total flavonoid content in propolis by two complementary colorimetric methods [J]. Journal of Food and Drug Analysis, 2002, 10 (3): 178-182.

[69] Chen I S, Chen Y C, Chou C H, et al. Hepatoprotection of silymarin against thioacetamide-induced chronic liver fibrosis [J]. Journal of the Science of Food and AgricuLture, 2012, 92 (7): 1441-1447.

[70] Choi S B, Park S. A steroidal glycoside from *Polygonatum odoratum* (*Mill.*) Druce. improves insulin resistance but does not alter insulin secretion in 90% pancreatectomized rats [J]. Bioscience Biotechnology and Biochemistry, 2002, 66 (10): 2036-2043.

[71] Cody V, Koehrle J, Auf Mkolk M, et al. Structure-activity relationships of flavonoid deiodinase inhibitors and enzyme active-site models [J]. Progress in Clinical Biological Research, 1986, 213: 373-382.

[72] De M N, Van H L, Pandey H K, et al. Antiviral activity of synthetic 3-methoxyflavones [J]. J Chemother, 1989, 1 (1): 1082-1084.

[73] Dong L L, Han X, Tao X F, et al. Protection by the total flavonoids from *Rosa laevigata* michx fruit against lipopolysaccharide-induced liver injury in mice via modulation of FXR signaling [J]. Foods, 2018, 7 (6): 88.

[74] Dong W, Wei X, Zhang F, et al. A dual character of flavonoids in influenza A virus replication and spread through modulating cell-autonomous immunity by MAPK signaling pathways [J]. Scientific Reports, 2015, 4 (1): 7237.

[75] Dorman H J D, Peltoketo A, Hiltunen R. Characterisation of the antioxidant properties of de-odourised aqueous extracts from selected lamiaceae herbs [J]. Food Chemistry, 2003, 83 (2): 255-262.

[76] Evers D L, Chao C F, Wang X, et al. Human cytomegalovirus-inhibitory flavonoids: Studies on antiviral activity and mechanism of action [J]. Antiviral Research, 2005, 68 (3): 124-134.

[77] Gao D, Wang D D, Fu Q F, et al. Preparation and evaluation of magnetic molecularly imprinted polymers for the specific enrichment of phloridzin [J]. Talanta, 2018, 178: 299-307.

[78] Gao S C, Wang T C, Xiao J N. Study on extraction of baicalin in *Scutellaria bacalensis* [J]. Pharm J Chin PLA, 2011, 27: 502-505.

[79] Goupy P, Dufour C, Loonis M. Quantitative kinetic analysis of hydrogen transfer reactions from dietary polyphenols to the DPPH radical [J]. Journal of AgricuLtural and Food Chemistry, 2003, 51 (3): 615-622.

[80] Grabher C, Look A T. Fishing for cancer models [J]. Nature Biotechnology, 2006, 24 (1): 45-46.

[81] Guo H, Zhao H, Bai H. Spectroscopic characteristics of steroidal saponins and homoisoflavonoids from *Polygonatum odoratum* [J]. Acta Chinese Medicine and Pharmacology, 2012, 40: 41-46.

[82] Guo H, Zhao H, Kanno Y, et al. A dihydrochalcone and several homoisoflavonoids from *Polygonatum odoratum* are activators of adenosine monophosphate-activated protein kinase [J]. Bioorganic and Medicinal Chemistry Letters, 2013, 23 (11): 3137-3139.

[83] Gustavo C R. Autism: transient *in utero* hypothyroxinemia related to maternal flavonoid ingestion during pregnancy and to other environmental antithyroid agents [J]. Journal of the Neurological Sciences, 2007, 262 (1-2): 15-26.

[84] Hamada H, Hiramatsu M, Edamatsu R. Free radical scavenging action of baicalein [J]. Archives of Biochemistry and Biophysics, 1993, 306 (1): 261-

266.

[85] Han S Y, Yu H M, Tan L, et al. Effect of column temperature on separation of flavonoid glycosides by using cholesterol bonded stationary phase and study of its thermodynamics separation mechanism [J]. Chinese Journal of Analytical Chemistry, 2015, 43 (6): 821-828.

[86] Hang Y D, Woodams E E. Enzymatic production of reducing sugars from corn cobs [J]. LWT Food Science and Technology, 2001, 34 (3): 140-142.

[87] Harvaux M, Kloppstech K. The protective functions of carotenoid and flavonoid pigments against excess visible radiation at chilling temperature investigated in *Arabidopsis npq* and *tt* mutants [J]. Planta, 2001, 213 (6): 953-966.

[88] Hase M, Babazono T, Karibe S, et al. Renoprotective effects of tea catechin in streptozotocin-induced diabetic rats [J]. International Urology Nephrology, 2006, 38 (3-4): 693-699.

[89] Herrero M, Mendiola J A, Cifuentes A. Supercritical fluid extraction: Recent advances and applications [J]. Journal of Chromatography A, 2010, 1217 (16): 2495-2511.

[90] Hossain M, Brown E T, Banik N L. Abstract 282: Knockdown of N-Myc and concurrent treatment with apigenin controlled growth of human malignant neuroblastoma cells having N-Myc amplification [J]. Cancer Research, 2012, 72 (8): 282-282.

[91] Hu H, Liu S Q, Chen Q H, et al. Changes of soil properties during artificial recovery of subalpine coniferous forests in western Sichuan [J]. Chinese Journal of Applied and Environmental Biology, 2001, 7 (4): 308-314.

[92] Huang B, Zhu J, Zhang W P, et al. Influences of some metal ions on anti-oxidant activities of *Chrysanthemum* tea [J]. Modern Food Science and Technology, 2009, 25 (10): 1177-1179.

[93] Husain S R. Hydroxyl radical scavenging activity of flavonoids [J]. Phytochemistry, 1987, 26 (9): 2489-2491.

[94] Iakovleva I, Begum A, Pokrzywa M, et al. The flavonoid luteolin, but not luteolin-7-*O*-glucoside, prevents a transthyretin mediated toxic response [J]. Plos One, 2015, 10 (5): e0128222.

[95] Jackson E, Demarest K, Eckert W J, et al. Aspen shaving versus chip bedding: effects on breeding and behavior [J]. Laboratory Animals, 2015, 49 (1): 46-56.

[96] Janle E M. Effect of long-term oral administration of green tea extract on weight gain and glucose tolerance in Zucker diabetic (ZDF) rats [J]. J Herb Pharmacother, 2005, 5 (3): 55-65.

[97] Jayaraj R, Deb U, Bhaskar A S B, et al. Hepatoprotective efficacy of certain flavonoids against microcystin induced toxicity in mice [J]. Environmental Toxicology, 2007, 22 (5): 472-479.

[98] Jiang F, Guan H, Liu D, et al. Flavonoids from sea buckthorn inhibit the lipopolysaccharide-induced inflammatory response in RAW264.7 macrophages through the MAPK and NF-κB pathways [J]. Food Funct, 2017, 8 (3): 1313-1322.

[99] Jiang Q, Lv Y, Dai W, et al. Extraction and bioactivity of *polygonatum* polysaccharides [J]. International Journal of Biological MacromolecuLes, 2013, 54: 131-135.

[100] Jones A R, Carroll K, Knight D, et al. Guidelines for reporting the use of column chromatography in proteomics [J]. Nature Biotechnology, 2010, 28: 654.

[101] Kamata K, Makino A, Kanie N, et al. Effects of anthocyanidin derivative (HK-008) on relaxation in rat perfused mesenterial bed [J]. Journal of Smooth Muscle Research, 2006, 42 (2-3): 75-88.

[102] Kang K A, Zhang R, Piao M J, et al. Baicalein inhibits oxidative stress-induced cellular damage via antioxidant effects [J]. Toxicology and Industrial Health, 2012, 28 (5): 412-421.

[103] Kang M C, Cha S H, Wijesinghe W A J P, et al. Protective effect of marine algae phlorotannins against AAPH-induced oxidative stress in zebrafish embryo [J]. Food Chemistry, 2013, 138 (2-3): 950-955.

[104] KauL T N, Elliott M, Ogra P L. Antiviral effect of flavonoids on human viruses [J]. Journal of Medical Virology, 1985, 15 (1): 71-79.

[105] Kenneth Flora M D, Martin Hahn M D, Rosen H. Milk thistle (*Silybum marianum*) for the therapy of liver disease [J]. American Journal of Gastroenterology, 1998, 93 (2): 139-143.

[106] Khan M K, Abert-Vian M, Fabiano-Tixier A S, et al. Ultrasound-assisted extraction of polyphenols (flavanone glycosides) from orange (*Citrus sinensis* L.) peel [J]. Food Chemistry, 2010, 119 (2): 851-858.

[107] Kim E A, Lee S H, Ko C I, et al. Protective effect of fucoidan against

AAPH-induced oxidative stress in zebrafish model [J]. Carbohydrate Polymers, 2014, 102: 185-191.

[108] Kren V, ULrichová J, Kosina P, et al. Chemoenzymatic preparation of silybin β-glucuronides and their biological evaluation [J]. Drug Metabolism Disposition, 2001, 28 (12): 1513-1517.

[109] Lahiri-Chatterjee M, Katiyar S K, Mohan R R. A flavonoid antioxidant, silymarin, affords exceptionally high protection against tumor promotion in the SENCAR mouse skin tumorigenesis model [J]. Cancer Research, 1999, 59 (3): 622-632.

[110] Lampiao F. The anti-fertility effects of *Acacia nilotica* in male Wistar rats [J]. Journal of Reproduction and Infertility, 2013, 14 (1): 39-42.

[111] Lan G, Chen H, Wang Z, et al. Extraction of *Polygonatum odoratum* polysaccharides using response surface methodology and preparation of a compound beverage [J]. Carbohydrate Polymers, 2011, 86 (3): 1175-1180.

[112] Lauterbach S R, Cambria R P, Brewster D C, et al. Contemporary management of aortic branch compromise resulting from acute aortic dissection [J]. Journal of VascuLar Surgery, 2001, 33 (6): 1185-1192.

[113] Lee J E, Lee S, Lee H, et al. Association of the vaginal microbiota with human papillomavirus infection in a Korean twin cohort [J]. PLOS ONE, 2013, 8 (5): e63514.

[114] Lee L S, Cha H S, Park J D, et al. High quality green tea extract production from enzyme treated fresh green tea leaves [J]. Journal of the Korean Society of Food Science and Nutrition, 2008, 37 (8): 1025-1029.

[115] Liang N, Cai P, Wu D, et al. High-speed counter-current chromatography (HSCCC) purification of antifungal hydroxy unsaturated fatty acids from plant-seed oil and *Lactobacillus* cultures [J]. Journal of agricuLtural and food chemistry, 2017, 65 (51): 11229-11236.

[116] Liu L, Zhang L, Qiu P, et al. Leaf spot of *Polygonatum Odoratum* caused by *Colletotrichum spaethianum* [J]. Journal of General Plant Pathology, 2020, 6 (2): 157-161.

[117] Liu M, Cao B, Zhou S. Responses of the flavonoid pathway to UV-B radiation stress and the correlation with the lipid antioxidant characteristics in the desert plant *Caryopteris mongolica* [J]. Acta Ecologica Sinica, 2012, 32 (3): 150-155.

[118] Liu X, Zhang M, Guo K, et al. Cellulase-assisted extraction, characterization, and bioactivity of polysaccharides from *Polygonatum odoratum* [J]. International Journal of Biological MacromolecuLes, 2015, 75: 258-265.

[119] Loutchanwoot P, Srivilai P, Jarry H. Lack of anti-androgenic effects of equol on reproductive neuroendocrine function in the adult male rat [J]. Hormones and Behavior, 2014, 65 (1): 22-31.

[120] Lucas S G, Emry R J, Bayshashov B U. Eocene perissodactyla from the Shinzhaly River, eastern Kazakhstan [J]. Journal of Vertebrate Paleontology, 1995, 17 (1): 235-246.

[121] Lyu S Y, Rhim J Y, Park W B. Antiherpetic activities of flavonoids against herpes simplex virus type 1 (HSV-1) and type 2 (HSV-2) *in vitro* [J]. Archives of Pharmacal Research, 2005, 28 (11): 1293-1301.

[122] Ma J, Wen X, Mo F, et al. Effects of different doses and duration of iron supplementation on curing iron deficiency anemia: an experimental study [J]. Biological Trace Element Research, 2014, 162: 242-251.

[123] Mattea F, Martin A, Cocero M J. Carotenoid processing with supercritical fluids [J]. Journal of Food Engineering, 2009, 93 (3): 255-265.

[124] Mink P J, Scrafford C G, Barraj L M, et al. Flavonoid intake and cardiovascuLar disease mortality: a prospective study in postmenopausal women [J]. The American Journal of Clinical Nutrition, 2007, 85 (3): 895-909.

[125] MLaděnka P, Macáková K, Filipsky T, Zet al. *In vitro* analysis of iron chelating activity of flavonoids [J]. Journal of Inorganic Biochemistry, 2011, 105 (5): 693-701.

[126] Morel I, Lescoat G, Cogrel P, et al. Antioxidant and iron-chelating activities of the flavonoids catechin, quercetin and diosmetin on iron-loaded rat hepatocyte cultures [J]. Biochemical Pharmacology, 1993, 45 (1): 13-19.

[127] Morris M E, Zhang S. Flavonoid-drug interactions: effects of flavonoids on ABC transporters [J]. life sciences, 2006, 78 (18): 2116-2130.

[128] MriduLa C, Fitzsimons P E, Strain J J, et al. Nonalcoholic red wine extract and quercetin inhibit LDL oxidation without affecting plasma antioxidant vitamin and carotenoid concentrations [J]. Clinical Chemistry, 2000, 46 (8): 1162-1170.

[129] Mu H Y, Jin J, Xie D, et al. Combined urea complexation and argentated silica gel column chromatography for concentration and separation of PUFAs from

tuna oil: based on improved DPA level [J]. Journal of the American Oil Chemists Society, 2016, 93 (8): 1157-1167.

[130] Mucsi I, Prágai B M. Inhibition of virus multiplication and alteration of cyclic AMP level in cell cultures by flavonoids [J]. Experientia, 1985, 41 (7): 930-931.

[131] Muhammad N, Lao L, Intisar A, et al. SimuLtaneous determination of fluoride and chloride in iron ore by steam distillation followed by ion chromatography [J]. Chromatographia, 2019, 82 (12): 1839-1844.

[132] Murzakhmetova M, Moldakarimov S, Tancheva L. Antioxidant and prooxidant properties of a polyphenol-rich extract from *Geranium sanguineum* L. *in vitro* and *in vivo* [J]. Phytotherapy Research, 2008, 22 (6): 746-751.

[133] Nishikimi M, Appaji N, Yagi K. The occurrence of superoxide anion in the reaction of reduced phenazine methosulfate and molecuLar oxygen [J]. Biochemical and Biophysical Research Communications, 1972, 46 (2): 849-854.

[134] Qian Y, Qu W, Liang J Y. Four homoisoflavanones from *Polygonatum Odoratum* [J]. Chinese Journal of Natural Medicine, 2010, 8 (3): 189-191.

[135] Qiao D, Ke C, Hu B, et al. Antioxidant activities of polysaccharides from *Hyriopsis cumingii* [J]. Carbohydrate Polymers, 2009, 78 (2): 199-204.

[136] Quan L T, Wang S C, Zhang J. Chemical constituents from *Polygonatum odoratum* [J]. Biochemical Systematics and Ecology, 2015, 58: 281-284.

[137] Quattrini C, Jeziorska M, BouLton A J. Reduced vascular endothelial growth factor expression and intra-epidermal nerve fiber loss in human diabetic neuropathy [J]. Diabetes Care, 2008, 31 (1): 140-145.

[138] Quine S D, Raghu P S. Effects of (-)-epicatech, a flavonoid on lipid peroxidation and antioxidants in streptozotoc in-induce diabetic liver, kidney and heart [J]. Pharmacological Reports, 2005, 57 (5): 610-615.

[139] Rhee S J, Kim M J, Kwag O G. Effects of green tea catechin on prostaglandin synthesis of renal glomerular and renal dysfunction in streptozotocin-induced diabetic rats [J]. Asia Pacific Journal of Clinical Nutrition, 2002, 11 (3): 232-236.

[140] Rizvi S I, Zaid M A. Intracellular reduced glutathione content in normal and type 2 diabetic erythrocytes: effect of insulin and (-) epicatechin [J]. Journal of Physiology and Pharmacology, 2001, 52 (3): 483-488.

[141] Rizvi S I, Zaid M A. Insulin-like effect of (-) epicatechin on erythro-

cyte membrane acetylcholinesterase activity in type 2 diabetes mellitus [J]. Clinical Experimental Pharmacology Physiology, 2010, 28 (9): 776-778.

[142] Selway J W. Antiviral activity of flavones and flavans [J]. Progress in Clinical and Biological Research, 1986, 213: 521.

[143] Serafini M, Ghiselli A, Ferro-Luzzi A. *In vivo* antioxidant effect of green and black tea in man [J]. European Journal of Clinical Nutrition, 1996, 50 (1): 28-32.

[144] Sharma V, Kumar H V, Rao L J M. Influence of milk and sugar on antioxidant potential of black tea [J]. Food Research International, 2008, 41 (2): 124-129.

[145] Shu X S, Lv J H, Tao J, et al. Antihyperglycemic effects of total flavonoids from *Polygonatum odoratum* in STZ and alloxan-induced diabetic rats [J]. Journal of ethnopharmacology, 2009, 124 (3): 539-543.

[146] Shukla S, Gupta S. Molecular mechanisms for apigenin-induced cell-cycle arrest and apoptosis of hormone refractory human prostate carcinoma DU145 cells [J]. Molecular Carcinogenesis, 2004, 39 (2): 114-126.

[147] Sikder K, Kesh S B, Das N, et al. The high antioxidative power of quercetin (aglycone flavonoid) and its glycone (rutin) avert high cholesterol diet induced hepatotoxicity and inflammation in Swiss albino mice [J]. Food Function, 2014, 5 (6): 1294-1303.

[148] Škottová N, Krečman V, Šimánek V. Activities of silymarin and its flavonolignans upon low density lipoprotein oxidizability *in vitro* [J]. Phytotherapy Research, 1999, 13 (6): 535-547.

[149] Smith R M. Supercritical fluids in separation science the dreams, the reality and the future [J]. Journal of Chromatography A, 1999, 856 (1-2): 83-115.

[150] Socha R, Juszczak L, Pietrzyk S. Antioxidant activity and phenolic composition of herbhoneys [J]. Food Chemistry, 2009, 113 (2): 568-574.

[151] Temelli F. Perspectives on supercritical fluid processing of fats and oils [J]. Journal of Supercritical Fluids, 2009, 47 (3): 583-590.

[152] Thilakarathna S H, Wang Y, Rupasinghe H P V. Apple peel flavonoid- and triterpene-enriched extracts differentially affect cholesterol homeostasis in hamsters [J]. Journal of Functional Foods, 2012, 4 (4): 963-971.

[153] Uddin M S, Sarker M Z, Ferdosh S, et al. Phytosterols and their extraction

from various plant matrices using supercritical carbon dioxide: a review [J]. Journal of the Science of Food and AgricuLture, 2015, 95 (7): 1385-1394.

[154] Vrijsen R, Everaert L, Van Hoof L M, et al. The poliovirus-induced shut-off of cellular protein synthesis persists in the presence of 3-methylquercetin, a flavonoid which blocks viral protein and RNA synthesis [J]. Antiviral Research, 1987, 7 (1): 35-42.

[155] Wallace S N, Carrier D J, Clausen E C. Extraction of nutraceuticals from milk thistle Part Ⅱ. Extraction with organic solvents [J]. Applied Biochemistry Biotechnology, 2003, 108: 891-903.

[156] Wang H, Liu Y, Wei S. Application of response surface methodology to optimise supercritical carbon dioxide extraction of essential oil from *Cyperus rotundus* Linn [J]. Food Chemistry, 2012, 132 (1): 582-587.

[157] Wang L, Ryu B, Kim W S, et al. Protective effect of gallic acid derivatives from the freshwater green alga *Spirogyra* sp. against ultraviolet B-induced apoptosis through reactive oxygen species clearance in human keratinocytes and zebrafish [J]. Algae. 2017, 32 (4): 379-388.

[158] Wang R, Wu G, Du L, et al. Semi-bionic extraction of compound turmeric protects against dextran sulfate sodium - induced acute enteritis in rats [J]. Journal of Ethnopharmacology, 2016, 190: 288-300.

[159] Wang S, Chelikani V, Serventi L. Evaluation of chickpea as alternative to soy in plant - based beverages, fresh and fermented [J]. LWT, 2018, 97: 570-572.

[160] Wang W, Shi H, Zhu R, et al. Simultaneous determination of three bioactive homoisoflavanones in rhizomes of *Polygonatum Odoratum* [J]. Journal of Medicinal Plant Research, 2011, 5 (20): 5184-5190.

[161] Wei C, Liu G, Zhang J. Elevating fermentation yield of cellulosic lactic acid in calcium lactate form from corn stover feedstock [J]. Industrial Crops and Products, 2018, 126: 415-420.

[162] Wen X, Walle T. Methylation protects dietary flavonoids from rapid hepatic metabolism [J]. Xenobiotica, 2006, 36 (5): 387-397.

[163] Westerfield M. The zebrafish book: A guide for the laboratory use of zebrafish (Danio rerio) [D]. Eugene: University of Oregon Press, 2007: 6-13.

[164] Weyhenmeyer R, Mascher H, Birkmayer J. Study on dose-linearity of the phar-

macokinetics of silibinin diastereomers using a new stereospecific assay [J]. International Journal of Clinical Pharmacology Therapy and Toxicology, 1992, 30 (4): 134-138.

[165] Wölfle U, Heinemann A, Esser P R, et al. Luteolin prevents solar radiation-induced matrix metalloproteinase-1 activation in human fibroblasts: a role for p38 mitogen-activated protein kinase and interleukin-20 released from keratinocytes [J]. Rejuvenation Research, 2012, 15 (5): 466-475.

[166] Wolfman C, Viola H, Marder M, et al. Pharmacological characterization of 6-bromo-3′-nitroflavone, a synthetic flavonoid with high affinity for the benzodiazepine receptors [J]. Pharmacology Biochemistry and Behavior, 1998, 61 (3): 239-246.

[167] Xu C, Tu W, Deng M, et al. Stereoselective induction of developmental toxicity and immunotoxicity by acetochlor in the early life stage of zebrafish [J]. Chemosphere, 2016, 164: 618-626.

[168] Yamamoto N, Moon J H, Tsushida T, et al. Inhibitory effect of quercetin metabolites and their related derivatives on copper ion-induced lipid peroxidation in human low-density lipoprotein [J]. Archives of Biochemistry and Biophysics, 1999, 372 (2): 347-354.

[169] Yi J, Wang Z, Bai H, et al. Hpyerglycemic of flavonoids and various components from *Hippophae rhamnoides* L in ICR mice with alloxan induced diabetes [J]. Science and Technology of Food Industry, 2014, 35 (6): 347-350.

[170] Yousefi M, Rahimi-Nasrabadi M, Pourmortazavi S M, et al. Supercritical fluid extraction of essential oils [J]. TrAC Trends in Analytical Chemistry, 2019, 118: 182-193.

[171] Zhang F L, Gao H Q, Wu J M, et al. Selective inhibition by grape seed proanthocyanidin extracts of cell adhesion molecule expression induced by advanced glycation end products in endothelial cells [J]. Journal of CardiovascuLar Pharmacology, 2006, 48 (2): 47-53.

[172] Zhang G, He L, Hu M. Optimized ultrasonic-assisted extraction of flavonoids from *Prunella vulgaris* L. and evaluation of antioxidant activities *in vitro* [J]. Innovative Food Science Emerging Technologies, 2011, 12 (1): 18-25.

[173] Zhang N, Zhang Q A, Wei C X. Aqueous two-phase system for the extraction of amygdalin from the debitterized water of apricot kernels [J]. Cyta Journal of

Food, 2019, 17 (1): 527-535.

[174] Zhang R, Ai X, Duan Y, et al. Kaempferol ameliorates H9N2 swine influenza virus-induced acute lung injury by inactivation of TLR4/MyD88-mediated NF-κB and MAPK signaling pathways [J]. Biomedicine Pharmacotherapy, 2017, 89: 660-672.

[175] Zhang Y Q, Luo J G, Han C, et al. Bioassay-guided preparative separation of angiotensin-converting enzyme inhibitory C-flavone glycosides from *Desmodium styracifolium* by recycling complexation high-speed counter-current chromatography [J]. Journal of Pharmaceutical and Biomedical Analysis, 2015, 102: 276-281.

[176] Zhang Y Q, Wang S S, Han C, et al. Online hyphenation of extraction, Sephadex LH-20 column chromatography, and high-speed countercurrent chromatography: A highly efficient strategy for the preparative separation of andrographolide from *Andrographis paniculata* in a single step [J]. Journal of Separation Science, 2017, 40 (24): 4865-4871.

[177] Zhang Y, Zhang L, Zhang Y, et al. The protective role of liquiritin in high fructose-induced myocardial fibrosis via inhibiting NF-κB and MAPK signaling pathway [J]. Biomedicine Pharmacotherapy, 2016, 84: 1337-1349.

[178] Zhao P, Qi C, Wang G. Enrichment and purification of total flavonoids from Cortex Juglandis Mandshuricae extracts and their suppressive effect on carbontetrachloride-induced hepatic injury in mice [J]. Journal of Chromatography B, 2015, 1007: 8-17.

[179] Zhao Y, Ouyang X, Chen J, et al. Separation of aromatic monomers from oxidatively depolymerized products of lignin by combining Sephadex and silica gel column chromatography [J]. Separation and Purification Technology, 2018, 191: 250-256.

[180] Zhou X, Zhang Y, Zhao H, et al. Antioxidant homoisoflavonoids from *Polygonatum odoratum* [J]. Food Chemistry, 2015, 186: 63-68.

[181] 杨守洁. 苋菜红色素提取工艺的研究进展 [J]. 广州化工, 2011, 39 (9): 38-39.

[182] 刘倩, 齐计英, 韩静, 等. 响应面法优化回流提取紫薯花青素工艺 [J]. 生物技术通报, 2014 (12): 97-104.

[183] 李会端, 王仪. 酸角叶中总黄酮的提取及清除羟自由基的作用研究 [J]. 安徽农业科学, 2013, 41 (23): 9612-9614, 9674.

[184] 吴功庆,易运红,刘意.提取条件对橘皮中总黄酮提取率的影响[J].广东化工,2018,3(35):66-86.
[185] 徐春燕,张娜,韩爱荣,等.甘草渣黄酮回流提取的工艺优化及预处理方法研究[J].食品工业科技,2015,36(2):222-226.
[186] 刘学铭,王思远,黄建伟,等.玉竹的化学成分、药理作用及其食品开发研究进展[J].食品与药品,2024,26(2):11-20.
[187] 刘佳蕊,崔天怡,吕彬,等.玉竹的有效成分、药理活性及资源开发研究进展[J].食品与药品,2023,25(1):96-103.
[188] 孟庆龙,崔文玉,刘雅婧,等.玉竹的化学成分及药理作用研究进展[J].上海中医药杂志,2020,54(9):93-98.
[189] 李楠.大孔树脂吸附分离金莲花中黄酮类化合物的研究[J].食品研究与开发,2008,29(2):65-67.
[190] 周林,蔡妙颜,郭祁远,等.大孔吸附树脂应用的研究进展[J].昆明理工大学学报,2003,28(6):99-102.
[191] 李胜华,伍贤进,刘惠君,等.大孔树脂分离纯化翻白草中总黄酮优化工艺研究[J].时珍国医国药,2008,19(6):1302-1303.
[192] 杨武英,上官新晨,吴磊燕,等.大孔树脂精制芦荟叶黄酮的研究[J].江西农业大学学报,2010,32(1):169-174.
[193] 赵鸿滨.香橙牛奶蛋羹工艺优化[J].农产品加工,2019,477(7):34-36,39.
[194] 何立超,马素敏,李成梁,等.不同煮制时间对水煮鸡蛋质构及蛋黄脂质成分的影响[J].食品工业科技,2018,39(6):25-30,37.
[195] 颜廷旋.玉竹水提物对鹅肉凝胶蛋白质氧化及品质特性的影响研究[D].合肥:合肥工业大学,2022.
[196] 李里特.焙烤食品工艺学[M].中国轻工业出版社,2000:53-54.